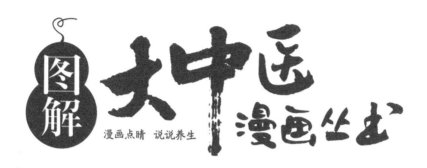

图解 大中医 漫画丛书

漫画点睛 说说养生

一本就能看懂中医基础篇

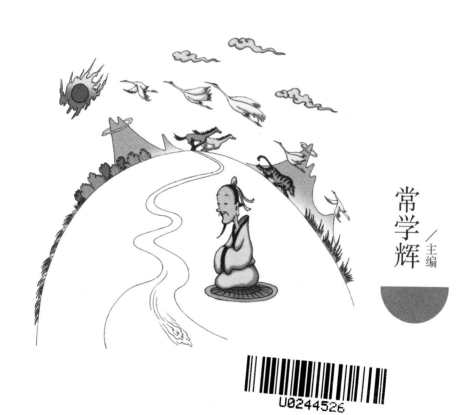

常学辉 /主编

U0244526

天津出版传媒集团

天津科学技术出版社

图书在版编目（CIP）数据

　　一本就能看懂中医. 基础篇 / 常学辉主编. --天津:
天津科学技术出版社, 2018. 5（2025.3 重印）
　　（图解大中医漫画丛书）
　　ISBN 978-7-5576-4925-8

　　Ⅰ.①—… Ⅱ.①常… Ⅲ.①中医学 – 普及读物 Ⅳ.
①R2-49

中国版本图书馆 CIP 数据核字（2018）第 060493 号

一本就能看懂中医. 基础篇
YIBEN JIUNENG KANDONG ZHONGYI JICHUPIAN

策划编辑：杨　谡
责任编辑：孟祥刚
责任印制：刘　彤
出　　　版：天津出版传媒集团
　　　　　　天津科学技术出版社
地　　　址：天津市西康路 35 号
邮　　　编：300051
电　　　话：（022）23332490
网　　　址：www.tjkjcbs.com.cn
发　　　行：新华书店经销
印　　　刷：德富泰（唐山）印务有限公司

开本 710×1000　1/16　印张 16　字数 150 000
2025 年 3 月第 1 版第 7 次印刷
定价：38.00 元

探寻中医之魂

　　中医文化历经数千年的文明发展，至今仍受国人乃至国际的挚爱，也许正源于它由内而外散发出一种无缰的大爱精神。这种大爱深深体现了中华民族伟大的母爱精神，这也正是中医理论核心的整体观——天人合一。从中医学角度来讲，中医学将人看作是一个整体，而人置身于浩如烟海的宇宙中，与自然巧妙地融为一体，追寻着人与大自然的和谐之境。而这也正是道家"天人合一"的完美诠释。

　　时至今日，时光逆转，让我们进入母系氏族社会。中医的基础也正是得以神农氏尝百草而奠定了坚实的基础。在当时这个社会，男人以狩猎为主、耕种为主，而妇女在家哺育子女。当孩子磕碰受伤时，母亲则会用自己最擅长的治病方法，用双手轻抚揉按着受伤部位。如果外伤有些严重，当孩子哭闹不止时，母亲则会娴熟地从树上摘片树叶，或是数片树叶咀嚼后敷在伤痛处，谁知这小小的绿叶却如同被上帝施了魔法，孩子的伤口不痛了、消肿了，不两日，伤口就愈合了。这就是中医最早的治疗跌打损伤的办法。当男人出门狩猎与野兽搏斗时受伤而归，为其疗伤的最佳方法也是如此简便，如此安全。中医的雏形就是在蕴含浓厚的母爱下所形成。根植于这种大道至简，至简则美的广袤土壤，中医学历经数千年的摸索总结，发展，完善，并拥有一套属于自己的、完整的思想体系，这是外来医学所无法比拟的。

　　然而令人痛心的是，现在有不少中医学子，当他们学有所成时，到最后却成了一名从事西医工作的医务人员。究其原因：是因为他们并没有真正的掌握、理解中医的精髓，并不知道中医之魂到底是什么？

那中医之魂是什么？现在我们就从这个"药"字讲起。《说文解字》说"药"是治病草，从"艸"，音"樂"。上部为草，下部为乐。再者，音乐的根本是和谐，和谐来源于五音的合和，就好比药之配伍。因中药配伍非常讲究，以守"方正"为原则，不能乱配。打个比方，有些庸医在诊治咳嗽病症时，会把具有治疗咳嗽的药全都用上，如此一来，病不但没治好，弄不好还会延误病情。而上医在诊治病证时，就仿佛在为生命谱写一曲美妙的乐曲。比如"桂枝汤"一方，方里虽没有一味药是治感冒的，但是将这些方药组合而用，则可以医治感冒。这正是上医配方的精准、和谐之妙处。唯有和谐才会得到快乐，保持愉悦的心情，就是最理想的治病良方。有很多药物随手而得，一粒大米、一片生姜、一颗青葱，经中医妙手都会成为祛痛疗伤的良药。

传统中医取法自然、回归自然。在辽阔宽广的原野，深吮一丝带着泥土气息的清新空气可健脾舒胃，放眼眺望绿油油的庄稼可明眼亮目，双眸微闭细闻脚下百草的芬芳可清清肝肺，坐在白云下，抬头仰视湛蓝的天空静静神，这些无疑都体现了中医之"简"运用得恰到好处。天人合一、医食同源，这种感受会对你学习中医有很多的启发和全新的认知。至此，这也是我们出版本书所希望达到的最终目的。

本书以鲜明、通俗的漫画、短小精悍的文字，精确地诠释出了中医的精湛深邃，使每一位读者，及普通百姓不再因"古老"的中医，而心存疑虑，不再因生涩的词汇而望而却步，唯有中医学重放光芒，才能使大家生活在自然、完美、健康的世界里！

目录

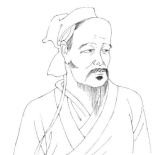

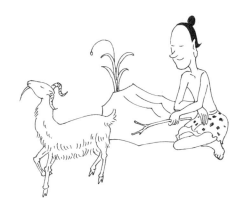

图解大中医漫画丛书

目录

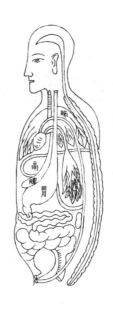

图解大中医漫画丛书

一本就能看懂中医基础篇

图解大中医漫画丛书

目录

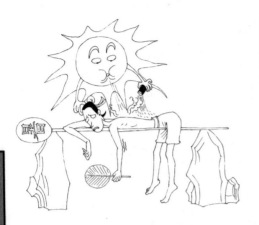

病因学说

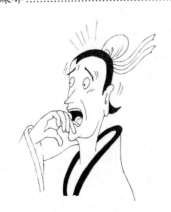

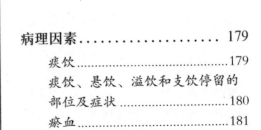

图解大中医漫画丛书

一本就能看懂中医基础篇

病机学说

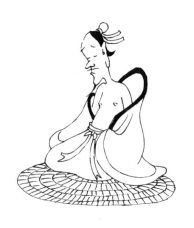

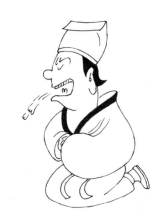

图解大中医漫画丛书

目录

5

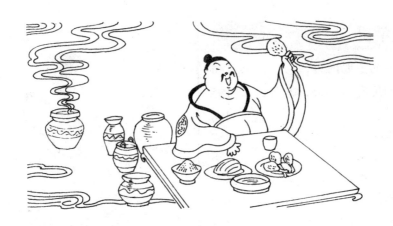

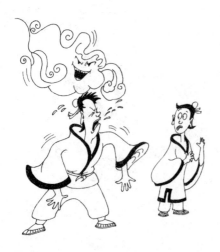

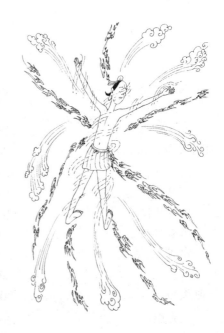

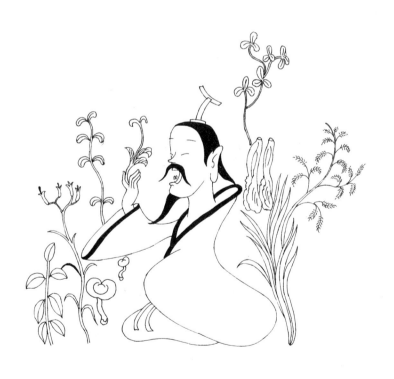

中医绪论

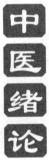

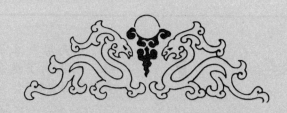

时值今日，中医学历经了5000年的沧桑岁月，其根系深深植培于中国传统文化这块广袤肥沃的土壤中。中医学至今仍枝繁叶茂，花叶递荣，久盛不败，正得益其精深而庞大的根系之养。现在，我们从传统文化的角度来为广大读者揭开中医神秘的面纱，轻松步入中医之门，使人们对中医学有个彻底的认识。

中医药的起源

中医药起源很早，可以追溯到原始社会，有数千年的悠久历史。中医药是人类在长期的生产和生活实践中不断地同自然灾害、猛兽、疾病做斗争，逐步认识了疾病，并掌握了防治疾病的方法。

图解大中医漫画丛书

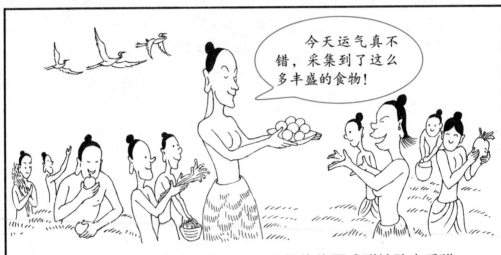

远古时期，人类的生产力极其低下，人们往往要成群结队去采猎。

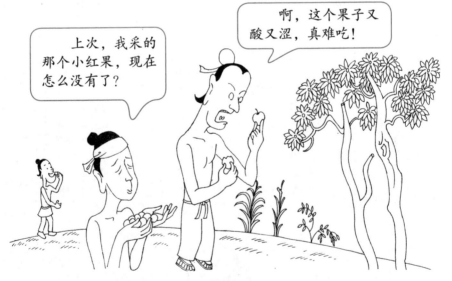

最初，人们大多以植物为生，并不知道哪些植物能吃，哪些植物对人体有害，因此，他们只好用嘴来——品尝。

一本就能看懂中医基础篇

经过日复一日，年复一年的采食和狩猎，人们逐渐对植物和动物有了较深的印象，同时能够清晰地认识到食用某些食物不可避免地会引起某种药效反应或中毒现象，甚至造成死亡，因而使人们懂得在觅食时有所辨别和选择。

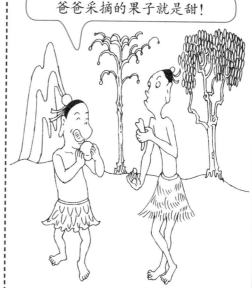

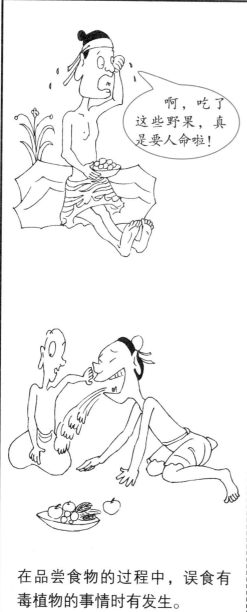

在品尝食物的过程中，误食有毒植物的事情时有发生。

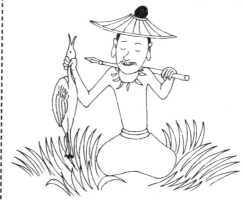

在长期的生产和生活实践中，对于有毒的一些植物，人们起初弃之不用，如今，他们可用植物的毒轻易杀死一些猛禽。

进入氏族公社后，人们发明并学会了如何使用弓箭，狩猎和捕鱼已经成为人们生活的重要来源。

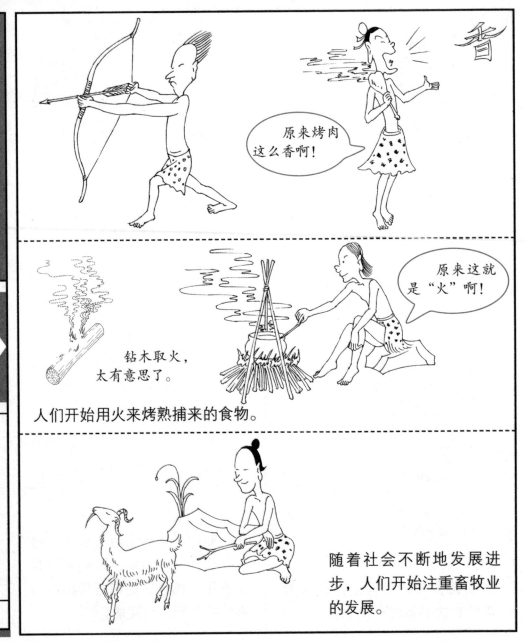

进入氏族公社后期，人们由采集、渔猎开始进入农耕生活时期。神农氏发明并制作出木耒、木耜，教人民农业生产。神农氏系传说中的农业和医药的发明者。

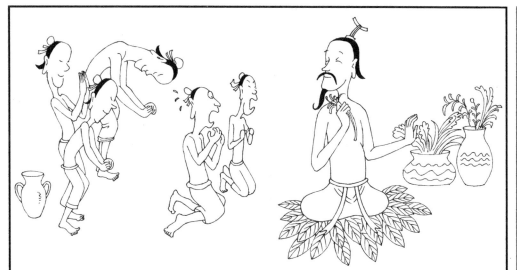

这个阶段，人们仅靠捋草籽、采野果、猎鸟兽来维持生活。中毒、生病了，并不知道对症下药，很多人因此而丧命。神农帝为此开始尝百草，定药性，为大家消灾祛病。

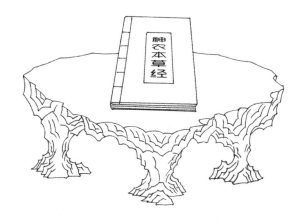

神农经过细心整理，并将这些药食物收录到以自己名字命名的本草经中——《神农本草经》，为中国传统医学奠定了坚实的基础。

截止到这之前，中国医学并没有一套完整的理论体系，仍处于一种零散、游离的状态。同时，语言、文字、哲学以及自然知识还未成熟，也并没有形成系统的理论。

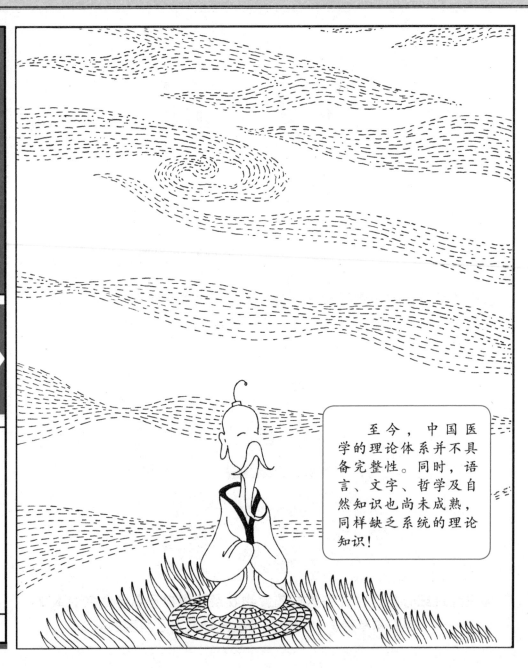

自夏代始，原始社会瓦解，在社会生产力不断进步的过程中，人们的社会实践经验越来越丰富，由此为创造辉煌的华夏文明奠定了充实的基础。进入西周，医学摆脱了原始状态，并从巫术中独立出来。《易经》的诞生，成为中国文明史上具有世界观和方法论意义的奠基之作。

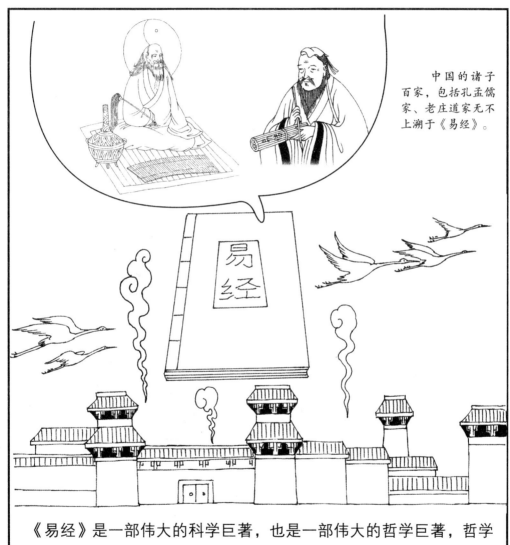

中国的诸子百家，包括孔孟儒家、老庄道家无不上溯于《易经》。

《易经》是一部伟大的科学巨著，也是一部伟大的哲学巨著，哲学是自然科学的灯塔；《易经》独特的思维模式是自然科学的导源。随着易学的思辨哲学的确立，社会各方面都取得了极高的成就。诸如天文、历法、农业、数学等，为医学的独立奠定了基础。

到了春秋战国，中国首部医学专著《黄帝内经》诞生。它是研究人的生理学、病理学、诊断学、治疗原则和药物学的医学巨著。在理论上建立了中医学上的"阴阳五行学说""脉象学说""藏象学说"等。此书的出现标志着中医学理论体系的初步形成。

图解大中医漫画丛书

一本就能看懂中医基础篇

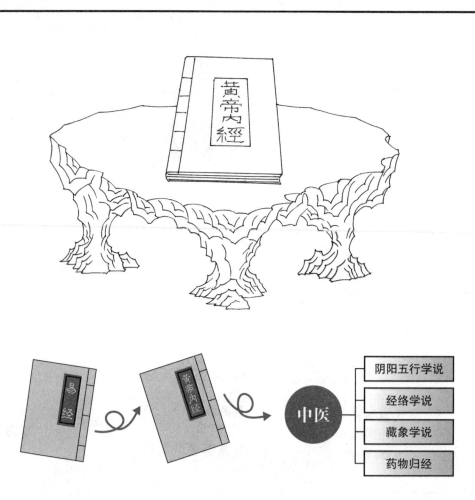

阴阳五行学说

经络学说

藏象学说

药物归经

中医

易经

黄帝内经

指医理与《易》理同源于事物的阴阳变化。《类经图翼·医易》："易者，易也，具阴阳动静之妙；医者，意也，合阴阳消长之机。……故曰天人一理者，一此阴阳也；医易同源者，同此变化也。"易学阐述事物阴阳动静变化的道理，中医学研究、阐明人体阴阳盛衰消长的机制，两者在认识论和方法论上有共通之处，所以"易具医之理，医得易之用"，两者同源于对事物阴阳变化的认识，故称"医易同源。"

中医的整体观

　　所谓整体观念，即是中医学对于人体本身的统一性、完整性，以及对人与自然相互关系的整个认识。概括地说，就是认为人体与外界环境是一个统一的有机整体，而人体本身则又是这一巨大体系的缩影（即人身小天地），也是一个统一的有机整体。

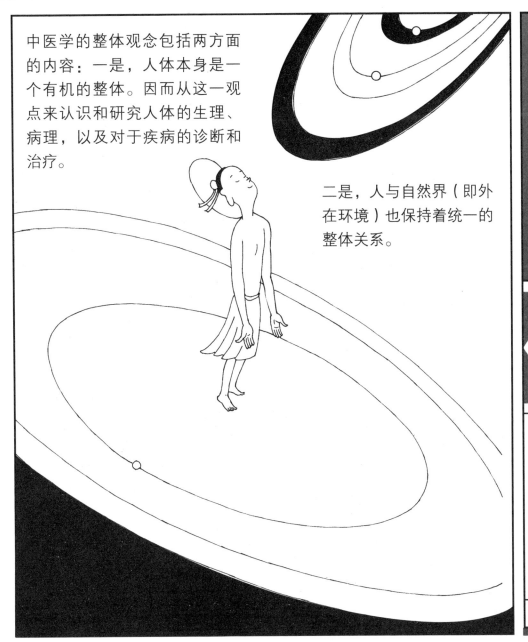

中医学的整体观念包括两方面的内容：一是，人体本身是一个有机的整体。因而从这一观点来认识和研究人体的生理、病理，以及对于疾病的诊断和治疗。

二是，人与自然界（即外在环境）也保持着统一的整体关系。

中医发展简史

中国五千年的有文字可考医学史，由于东方文化发展的特色形成的中国独特理论框架，及近现代西方科学的撞击及西医的传入，出现两个分明的层次，在东西方医学交汇中呈现复杂多态的状态。

图解大中医漫画丛书

一本就能看懂中医基础篇

12

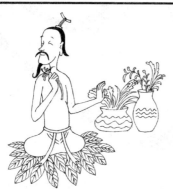

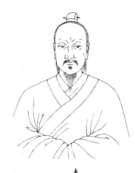

张仲景，东汉时名医，南阳郡涅阳人。经过多年的刻苦钻研和临床实践，写出了传世巨著《伤寒杂病论》。

在远古时期，我们的祖先在寻找食物的过程中，发现某些食物能减轻或消除某些病症，这就是发现和应用中药的起源。

秦汉时，以伤寒、杂病和外科为最突出的临床医学达到了前所未有的水平。这是中国医学史上的第一次高峰。

远古时期　夏商西周　春秋战国　秦汉　三国两晋南北朝

夏商西周时期医巫并存，在卜筮史料中记载了大量的医药卫生的内容，形成了医学的雏形。

春秋战国时期，是中国整个学术界百家争鸣、百花齐放的时期。此时，医巫分离，医学的科学性、实用性和理性，越趋于专业化。

三国两晋南北朝时期，中国社会长期处于动乱割据的状态，医药学在脉学、针灸、药物方剂、伤科、养生保健、中外交流等各方面取得了成绩，为医学的全面发展积累了许多宝贵的经验。

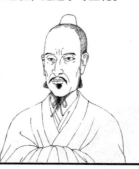

扁鹊，战国时期的医学家。他反对巫术治病，总结前人经验，创立望、闻、问、切的四诊法。

隋唐时期，中国医学得到了全面的发展。医学家们在各自的研究领域获得了更为丰富的成果。这是中国医学发展史上的第二次高峰。

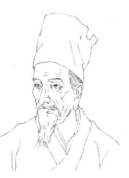

孙思邈，唐代兆华原人。他崇尚养生，并身体力行，年过百岁而视听不衰。边采药，边行医，为后人留下了宝贵的财富。

李时珍，明代蕲州人。他从小立志学医。他穷其一生所作的《本草纲目》，被称为"中国古代百科全书"。

明代，医药学发展出现革新趋势。在探传染病病因、创造人痘接种预防天花、中药学研究等进入新的层次。中外医药的交流范围已达亚、欧、非许多国家与地区，中学的输出、西学的东渐，使中外医学文化在交流接触中，互惠受益。

隋唐　　两宋　　辽、夏、金、元　　明　　清

两宋是中医药学发展的重要时期。朝廷的重视在医药发展上发挥着更加重要的作用。北宋朝廷组织人员编纂方书和本草；设立校正医书局；铸造针灸铜人；并改革医学教育；设立了惠民局、和剂局、安剂坊、养济院等，促进了医药的大力发展。

辽、夏、金、元与两宋王朝并立以至元灭宋统一全国。这是北方少数民族与汉族文化大融合时期，是中国医学史上学派争鸣、民族医学奋起的一个辉煌的时期，为多源一体化的中国传统医学注入了新的元素，呈现了蓬勃的生机。

清代前、中期，是医学趋于普及与升华发展的时期，王清任躬身于人体解剖，著有《医林改错》，反映了"中国医界大胆之革命论者"的开拓进取精神。

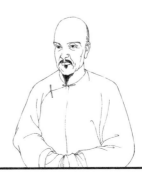

王清任是清代的一位注重实践的医学家，他对祖国医学中的气血理论做出了新的发挥，特别是在活血化瘀治疗方面有独特的贡献。

中医四大经典名著

《黄帝内经》

《黄帝内经》是我国现存较早的一部医学典籍，书于先秦及汉代，标志着中医学理论体系的初步形成。

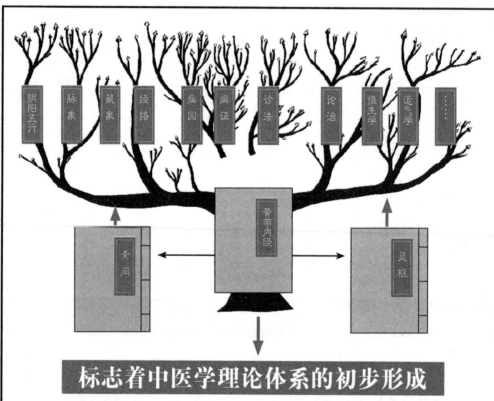

（阴阳五行 脉象 藏象 经络 病因 病证 诊法 论治 摄生学 运气学 ……）

素问　黄帝内经　灵枢

标志着中医学理论体系的初步形成

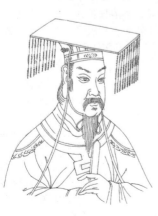

《黄帝内经》分《灵枢》《素问》两部分，是研究人的生理学、病理学、诊断学、治疗原则和药物学的医学巨著。在理论上建立了中医学上的"阴阳五行学说""脉象学说""藏象学说"等。

本书为古代医家托轩辕黄帝名之作，为医家、医学理论家联合创作，一般认为成书于春秋战国时期。在以黄帝、岐伯、雷公对话、问答的形式阐述病机病理的同时，主张不治已病，而治未病。

中医又被称作"岐黄之术"，而"岐黄"则分别代表了岐伯与黄帝。

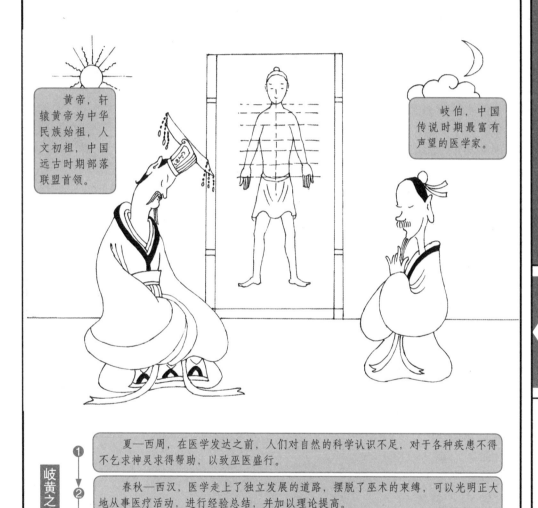

黄帝，轩辕黄帝为中华民族始祖，人文初祖，中国远古时期部落联盟首领。

岐伯，中国传说时期最富有声望的医学家。

岐黄之术发展史

① 夏—西周，在医学发达之前，人们对自然的科学认识不足，对于各种疾患不得不乞求神灵求得帮助，以致巫医盛行。

② 春秋—西汉，医学走上了独立发展的道路，摆脱了巫术的束缚，可以光明正大地从事医疗活动，进行经验总结，并加以理论提高。

③ 宋—元，由于统治者对医学的重视与提倡，文人知医通医成为风尚，"儒医"之名正是在这一时期出现的。

④ 明—清，这一时期，很多医家并不是主动或自愿从医的，大都是因习经文走仕途之路受挫而被迫投身于医学的，就连明代最著名的医药学家李时珍也概未例外。

中医绪论

15

《难经》

　　《难经》成书于战国时代，在脉诊和治疗学方面有新的发展。《内经》和《难经》虽然没有必然的医学知识传承关系，但两者的成书同为医学知识体系形成标志，共同为中医理论体系的构建奠定了坚实的基础。

图解大中医漫画丛书

一本就能看懂中医基础篇

16

作者及成书年代

　　《黄帝八十一难经》简称《难经》，相传为扁鹊（秦越人）作于春秋时期。《难经》为阐述《黄帝内经》中的疑难问题而作，成书年代应迟于《黄帝内经》，故其成书年代的上限应在首载《黄帝内经》书名的《汉书·艺文志》之后，下限应在首载《难经》书名的《伤寒杂病论》之前，即东汉时期。

主要内容

　　全书共分八十一难。

　　1～22难：论诊法（脉诊寸口三部九候诊脉法）。23～29难：论经络、奇经八脉（生理病理）。30～47难：论脏腑（命门、三焦学说）。48～61难：论病证（脏腑辨证）。62～68难：论腧穴（特定穴）"五输穴"、五脏"（背）俞、（腹）募穴"等。69～81难：论治则治法（针刺治法）。

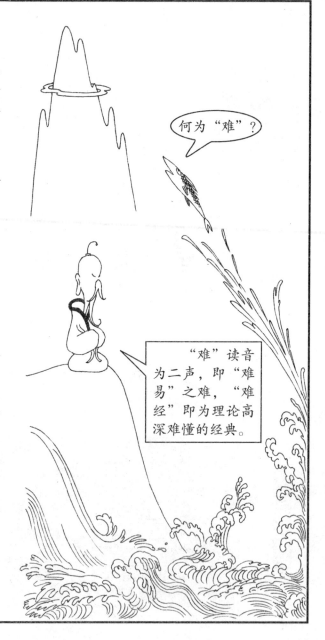

何为"难"？

"难"读音为二声，即"难易"之难，"难经"即为理论高深难懂的经典。

《难经》是我国一部重要的医学著作，自古有云："不懂《难经》，枉为医者。"

难经的构成

分析病证的病因、病机。提出了"正经自病"与"五邪所伤"两种不同性质的疾病。

提出了"独取寸口"的切脉方法，并分析了各种情况下脉搏所反应的证候。

讨论五脏的募穴和腧穴的治疗作用以及五俞穴的主治病症，对五俞穴和原穴作了着重阐释。

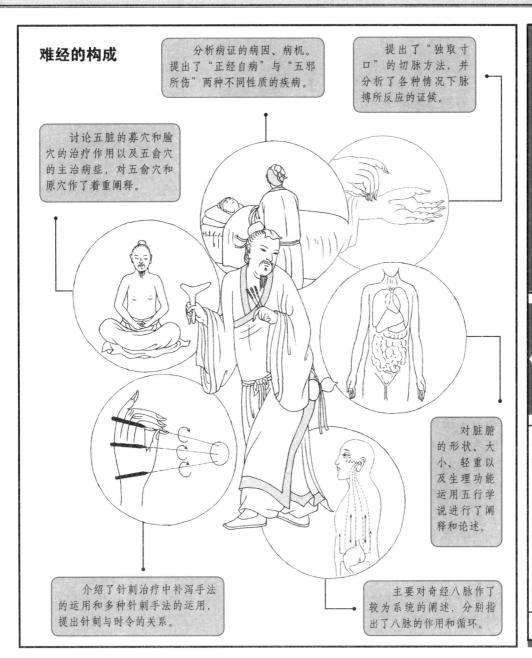

对脏腑的形状、大小、轻重以及生理功能运用五行学说进行了阐释和论述。

介绍了针刺治疗中补泻手法的运用和多种针刺手法的运用，提出针刺与时令的关系。

主要对奇经八脉作了较为系统的阐述，分别指出了八脉的作用和循环。

图解大中医漫画丛书

中医绪论

《伤寒杂病论》

《伤寒杂病论》是我国最早的理论与实践相结合、理法方药齐备的临床医学巨著，形成了最具有影响的辨证论治体系。为伤寒学派代表力作。

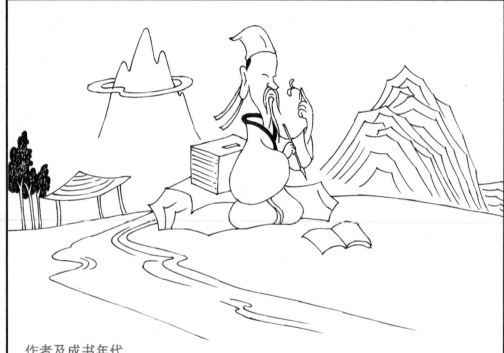

作者及成书年代

《伤寒杂病论》是中国医学四大经典著作之一，为东汉"医圣"张仲景（张机）所著。此书在流传中散佚，后人经过整理，将论述外感热病的内容结集为《伤寒论》，将论述内科杂病的部分结集为《金匮要略》。

主要内容

《伤寒论》全书共10卷，22篇，398法。除去重复之外共有药方113个。

全书重点论述人体感受风寒之邪而引起的一系列病理变化及如何进行辨证施治的方法。并将病证分为太阳、阳明、少阳、太阴、厥阴、少阴六种，即所谓"六经"。同时将外感疾病演变过程所表现的各种症候归纳出症候特点、病变部位、损及何脏何腑，以及寒热趋向、邪正盛衰等作为诊断治疗的依据。

《神农本草经》

《神农本草经》，简称《本经》，是现存最早的中药学专著。

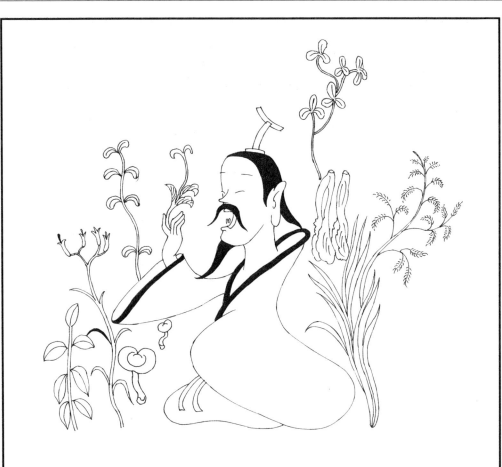

作者及成书年代

《神农本草经》是集秦汉时期众多医学家总结、搜集、整理当时药物学经验成果的药学专著。其假托出自神农氏之手。其实作者不详。大约成书于公元前一世纪。

主要内容

《神农本草经》共分三卷，记载了365种药物，其中植物药252种，动物药67种，矿物药46种。根据药物的不同功效分为上、中、下三品。

中医五大主要学说

阴阳学说　五行学说

阴阳学说，用阴阳变化的规律来解释人体生理特征和病理变化。

五行学说，将人体五脏对应五行，用五行特性来研究五脏生理功能、相互关系及影响。

阴阳学说

古代医学家借用阴阳学说来解释人体生理、病理的各种现象，并用以指导总结医学知识和临床经验，这就逐渐形成了以阴阳学说为基础的医学理论体系。

五行学说

将古代哲学理论中以金、木、水、火、土五类物质的特性及其生克制化规律来认识、解释自然的系统结构和方法论运用到中医学而建立的中医基本理论，用以解释人体内脏之间的相互关系、脏腑组织器官的属性、运动变化及人体与外界环境的关系。

藏象学说

藏象学说是研究人体脏腑的生理功能、病理变化及其相互关系的学说。脏，古作藏，指居于体内的脏腑；象，指脏腑的功能活动和病理变化反映于体外的种种征象。

病因学说

这种把致病因素与发病途径结合起来进行研究的分类方法较之以往更为合理、明确，对后世影响很大，故沿用至今，即将病因分为外感致病因素、外伤性致病因素和其他致病因素三大类。

病机学说

病机，是指疾病发生、发展、变化及其结局的机理。以阴阳、五行、气血津液、藏象、经络、病因和发病等基础理论，探讨和阐述疾病发生、发展、变化和结局的机理及其基本规律，即病机学说。

藏象学说　病因学说　病机学说

　　藏象学说，研究人体各个脏腑的生理功能、病理变化及其相互关系。
　　病因学说，探究人体致病的因素。
　　病机学说，研究疾病的发生、发展与变化的机制。

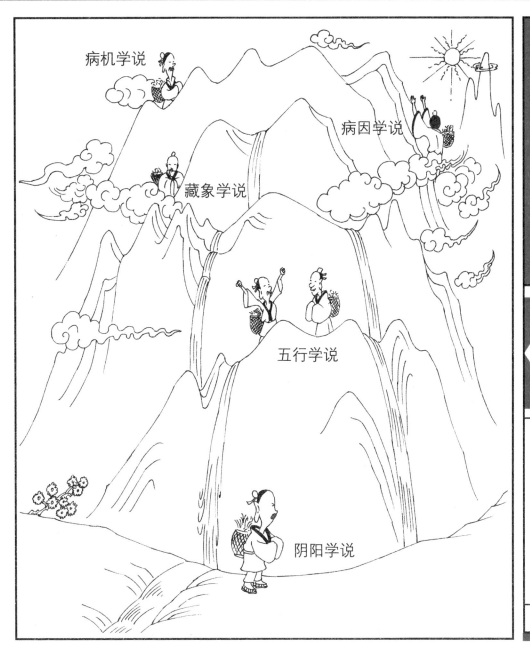

中医四诊方法

望闻问切，是中医用语，合称四诊。望，指观气色；闻，指听声息；问，指询问症状；切，指摸脉象。

图解大中医漫画丛书

一本就能看懂中医基础篇

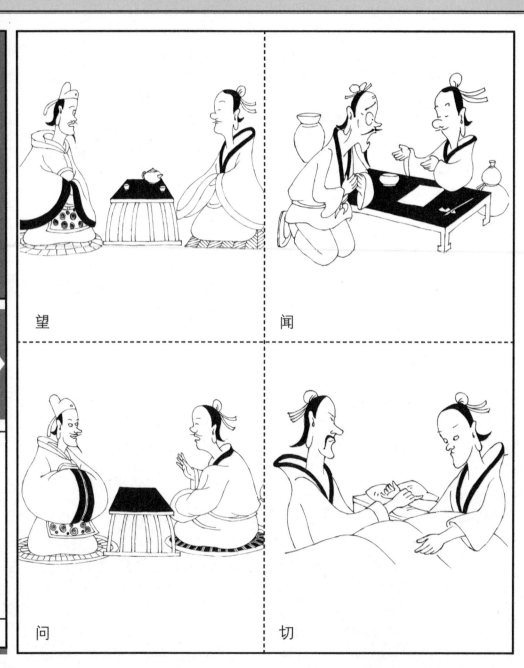

望

闻

问

切

望诊

望诊，就是观察病人的神、色、形、态的变化。"神"是精神、神气状态；"色"是五脏气血的外在荣枯色泽的表现；"形"是形体丰实虚弱的征象；"态"是动态的灵活呆滞的表现。这就是对病人面目、口、鼻、齿、舌和苔、四肢、皮肤进行观察，以了解病人的"神"。

望神

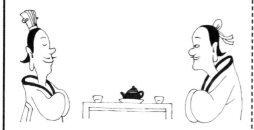

观察病人精神、意识、动作和反应情况：凡精力充沛，神志清醒，两眼有神采，面色润泽，说明正气尚存。若精神萎靡，意识障碍，两目无神，面色晦暗，表示正气已伤。

望色

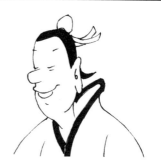

中医认为，面部和皮肤的色泽可以反映脏腑气血盛衰和病理变化。正常脸色微黄且红润，有光泽。若呈苍白色，主虚寒证，失血证；萎黄色，主虚证、湿证；潮红色主热证；青紫色，多系危症，主寒证，瘀血证；暗黑色，多见慢性疾病，主肾虚，瘀血证。

望姿态、体位

病人动静姿态和体位是疾病的外在表现之一。中医学认为：喜动者，属阳证；喜静者属阴证。卧位者，若转动自如，喜面向外侧，多为阳、热、实证；蜷缩成团，身重思睡，面向里侧，多为阴、寒、虚证。坐不得卧，卧则气闭，多为心阳不足，水气凌心或内有伏饮，肾不纳气等。

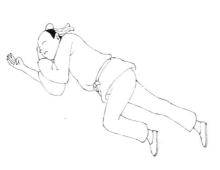

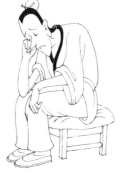

望形体

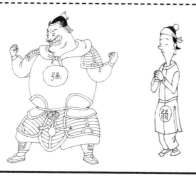

主要观察壮弱、胖瘦。中医认为胖人多半阳气偏虚、多湿，瘦人多半阴血偏虚，多火，故胖人易生痰、中风；人瘦易生虚热。

图解大中医漫画丛书

中医绪论

望舌诊

是望诊中的重要内容，观察脏腑气血的寒热、虚实，重点是看舌质。正常人舌体淡红色，活动自如，不燥不腻。观察病邪的深浅和寒、热、湿、燥的变化，以及消化功能的病变，重点是看舌苔，正常人苔薄白。

薄白苔
正常

白苔
主表证、寒证

厚苔
病邪传里
痰湿积滞

黄苔
主热证
里证

燥苔
热盛伤津
阴液亏耗

灰黑苔
主里证
黑热证
寒湿证

滑苔、腻苔
水湿内停
湿邪壅阻

正常舌体
淡红色
活动自如
不燥不腻

淡白舌
胖嫩有齿痕
肺肾阳虚

红绛舌
热盛
肺肾阴虚

青紫舌
瘀血阻滞

局部望诊

头、头发	眼	鼻	耳
唇、齿、咽	皮肤	排泄物	小儿指纹

闻诊

闻诊，四诊之一，包括听声音和嗅气味两方面，医生凭听觉了解病人的语音、呼吸、咳嗽、呻吟等声音变化和借助嗅觉嗅取病人口腔和排泄物的气味，用以协助辨别疾病的寒、热、虚、实。

听声音

1.辨别阴阳、寒热、虚实：凡声音高亢洪亮、多言好语，或怒骂叫号、语无伦次、狂言奔走不定等，多属阳证、热证、实证的声态。凡无声懒言、语言无力、断断续续或言而抖颤者，多属阴证、寒证、虚证的声态。

2.辨内伤外感：外感风寒者，语言声重如从瓮中所出，同时见鼻塞、流涕。外感实证，语言响亮急躁。热证语言粗粝，高声谵语或多言。内伤劳倦者，语言迟缓，懒不欲言或勉为回答也声不振奋。发不出音有虚实之分：凡外感风寒、风热或感邪后又伤于饮食者，多为实证；而内伤，肺肾阴虚，津液不能上承，反复发作或持续日久者，多属虚证。

听呼吸

1.气微与气粗：呼吸有力，气粗而大，多是热邪内盛、气道不利的实热证；呼吸微弱、短促，多是肺气不足的内伤的虚证。

2.哮与喘：呼吸急促、喉中有哮鸣声响的中医称为"哮"。呼吸困难、张口抬肩、不能平卧者称为"喘"。喘有虚实之分：呼吸气粗、声高息涌、唯以呼出为快，属实证；凡声低息短、呼气延长、张口抬肩，属虚证。

咳嗽声

是肺气上逆的表现。咳声重浊多为外感实证；久病咳嗽无力、声低气怯多为内伤虚证；咳嗽嘶哑，新病为实证；久病为肺虚。

闻气味

1.身上发出异常臭味，如散发特殊的肝腥臭气味，多属热毒内盛，见于肝昏迷患者。身上发出烂苹果样臭味，多属脾虚肾衰的危症，见于尿毒症、糖尿病酮症酸中毒患者。

2.口腔秽臭多见胃热、消化不良、龋齿、化脓性扁桃体炎、坏疽性口腔炎、肺脓肿。口气酸馊多见幽门梗阻、胃有宿食。

3.各种排泄物及分泌物如二便、痰液、脓液、白带等有恶臭，多属实热证。稀薄、略带腥味，多属寒证。

"闻诊"，是指听病人说话的声音、呼吸、咳嗽、呕吐、呃逆、嗳气等的声动，还要以鼻闻病人的体味、口臭、痰涕等发出的气味。

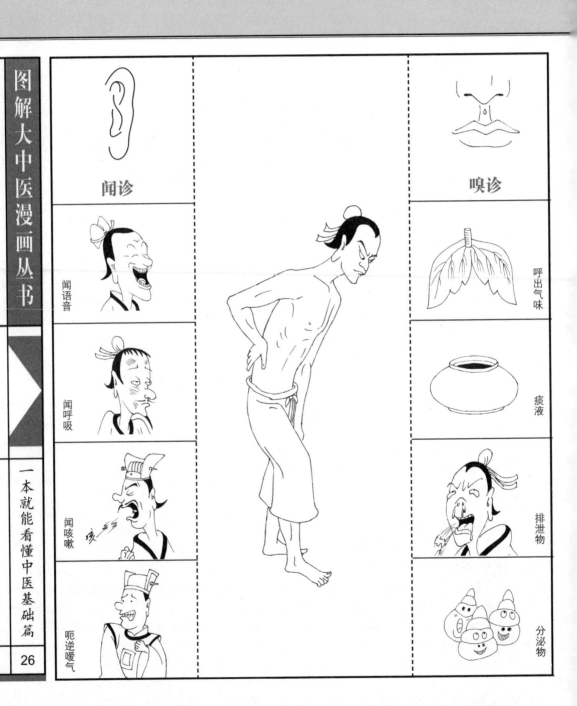

图解大中医漫画丛书

一本就能看懂中医基础篇

问诊

问诊：四诊"临症之首务"。通过问诊来了解患者起病时间、发病原因、病情经过、现在自觉症状、饮食、睡眠及既往病史，再结合其他三诊，做出判断。问诊涉及内容广泛，与西医问诊基本相同，但从中医辨证论治需要出发，应问清下述内容。

问寒热

1. 恶寒发热是指恶寒发热同时存在，多属表证，其中发热重、恶寒轻，多为外感风热的表热证；若恶寒重、发热轻，多为外感风寒的表寒证。两者均可见于上感、流脑、麻疹等传染病的前驱期。

2. 但寒不热，指不发热，反恶寒，患者怕冷，四肢不温，多伴食欲缺乏、腹泻或水肿，属阳虚恶寒，可见于内脏功能衰退的疾病。

3. 但热不寒，指不恶寒反恶热，多有高热口渴、汗多、脉洪大或大便秘结，属实热病证，见于热性疾病的热盛期。若久病低热不退，或伴盗汗、五心烦热，多属阴虚发热，见于慢性消耗性疾病。

4. 寒热往来，指发热和恶寒交替发作，常伴有恶心呕吐、胸胁苦闷等症，称"半表半里"，常见于疟疾和某些肝胆疾病。

问汗

1. 热性病初起，表证无汗多为外感寒邪；表证有汗，多属外感风邪；

2. 经常出汗，活动后更甚，为自汗，多为阳虚表卫不固，见于内脏功能衰退的慢性疾病。

3. 睡着时出汗，醒则汗止为盗汗，多属阴虚，见于肺结核。

4. 大汗淋漓，常见于热性病高热欲退时，若伴四肢厥冷，脉微欲绝，为阳虚气脱的危症，可见于感染性休克患者。

5. 头汗，手足心汗，多为情绪紧张所致的精神性出汗。

问痛

1. 头痛、伴恶寒发热、骨节酸痛，多为外感表证。一侧头痛，多为内风或血虚，见于血管性和神经性头痛。头痛眩晕，并有恶心、呕吐，多为痰饮内阻，见于美尼尔氏综合征。头痛如布裹，并有恶心、厌食、胸闷多为湿热，见于肝炎、肠伤寒初起。持续头痛，过劳时加重，并有心悸、气短困倦者，多属气虚，见于神经官能症。

2. 胸痛、咳嗽、深吸气加重，为悬饮，可见于胸膜炎；胸痛、咯脓血为"肺痈"，见于肺脓肿；胸骨后剧痛，自觉挤压、闷胀感，称为"胸痹"，可见于冠心病。

3. 腹痛病因繁多，病症各异，概括为：暴痛多实，久痛多虚，食后胀痛为实，食后痛减为虚。部位固定，按之加剧或拒按为实；隐隐作痛，无固定部位，按之痛减或喜按为虚。

图解大中医漫画丛书

中医绪论

所谓"问诊"就是问病人起病和转变的情形，寒热、汗、头身感、大小便、饮食、胸腹、耳、口等各种状况。

4.腰部酸痛，多属肾虚。四肢肌肉、关节、筋骨疼痛或酸麻，关节肿胀，疼痛或游走，多为风寒湿痹，可见于风湿、类风湿关节炎或结缔组织疾病。

问睡眠

难入睡，多由思虑过度所致，常属心脾俱虚。老年人或大病之后因气血两虚，常致少睡。失眠多梦，头痛口苦，性燥易怒，多是肝火亢盛。梦中惊呼，多为胆气虚或胃热。神倦多睡为气虚。身重、脉缓、多睡，多为湿胜。

问饮食口味

病中饮食如常，多说明胃气未伤，多食易饥，多为胃有实火或消渴症。口渴喜冷饮多为胃热伤阴，口渴喜热饮多为胃阳不足，口苦为肝胆有热，口淡多为虚证。

问二便

便秘多为实、热证，久病老年、大便困难，多为血少津亏或气虚。大便稀溏多属脾虚寒。水泻为湿重，大便为脓血黏液，有里急后重，常为痢疾和直肠癌。小便少黄，为实热；黄赤混浊、尿频、尿痛，多为湿热，见于尿路感染；尿血，多为内火；尿失禁，为肾气虚弱。

问经带

1.月经提前、量多、色鲜，多是血热；量多色淡，多为气滞血虚；经暗色紫有块、小腹胀痛，多为气血瘀；量多不止，称崩证；量少，持续不断，称漏证。

2.白带清、稀无臭，多是脾虚湿重；带色稠黄、秽臭，多为湿热下注。

图解大中医漫画丛书

一本就能看懂中医基础篇

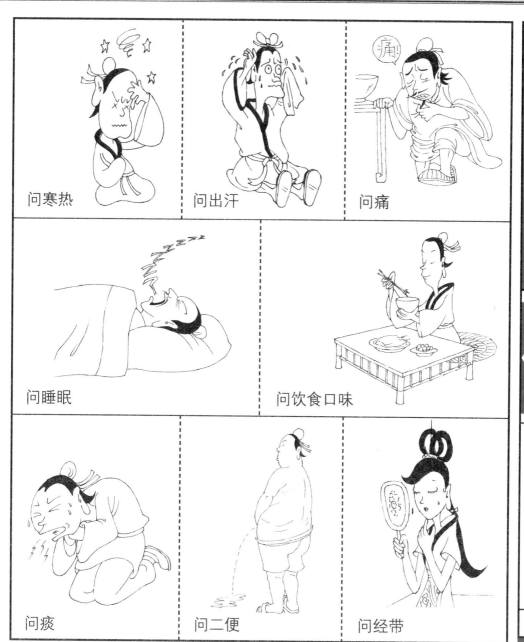

切诊

所谓"切诊"，就是脉诊和触诊。

脉诊

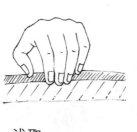

触诊

按诊，也称触诊，与西医触诊相同，虽不如西医的细致、详尽，却有中医特色，分为肌肤触诊、脘腹触诊、腧穴触诊。

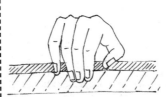

浅取　中取

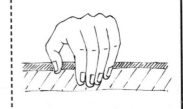

深取

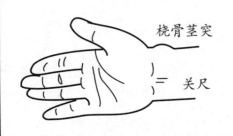

桡骨茎突

关尺

扁鹊在总结前人诊法的基础上，又发明创造了"切诊法"。《史记》说："至今天下言脉者，由扁鹊也。"司马迁为名医立传，扁鹊居首，可见司马迁对扁鹊的尊敬和对切诊法的重视。

脉诊就是切脉，掌握脉象。触诊，就是以手触按病人的体表病变部分，察看病人的体温、硬软、拒按或喜按等，以助诊断。

结脉：脉搏间有歇止，无一定规律者，称为结脉，见于期前收缩、心房纤颤，多为寒积。脉有间歇，但有一定规律者，称代脉，多为心阳不足，见于Ⅱ度房室传导阻滞及二联律、三联律。

浮脉：手指轻按肤表，即能清楚触到脉搏跳动，稍加重按反而觉脉搏减弱，称浮脉，多属表证，浮而无力为表虚，见于流感、上感。浮而有力为表实，见于热性病初起。

沉脉：轻按不明显，重按才感到脉搏起伏称为沉脉，沉而无力为里虚，见于心力衰竭和慢性肾炎。沉而有力为里实，见于慢性阻塞性肺气肿。

迟脉：节律规则，但跳动缓慢，一息少于四至，称为迟脉，迟而无力，属虚寒，见于房室传导阻滞。迟而有力为冷积实证，见于阻塞性黄疸，窦性心动过缓。

数脉：节律规则，脉搏快，一息多于五至，称为数脉，多为热证。数而细弱为虚热，见于心动过速或甲亢。数而有力为阳盛，见于发热性疾病。

虚脉：浮、中、沉取均无力，脉管柔软，张力低下，见于气血俱虚，如消化不良或暑证，见于病毒性肝炎。

实脉：浮、中、沉取均有力，脉盛大满指，张力明显，多属热证、实证，见于各种热性病热盛期。

细脉：脉细小似线，来势不盛，可见于诸虚劳损（如心力衰竭）和湿邪阻遏脉道（如热性病昏厥）。

滑脉：脉波充实，来去流利，有圆滑感，称滑脉，多为气盛痰湿，见于美尼尔氏综合征，以及内分泌功能失调所致的经前紧张综合征和子宫功能性出血，但健康人和孕妇也可见，孕妇滑脉一般以寸部较明显，有停经史。

洪脉：脉形大势盛，骤来骤去，称洪脉，多属实证、热证，见于各种热性病热盛期。

涩脉：来去涩滞，有欲来而未来，欲去未即去感者，称涩脉，多属血少、气滞、血瘀，见于冠心病、中风偏瘫，贫血及束支传导阻滞。

弦脉：脉管张力增加，似按琴弦之感，多属痛证、风证，如高血压病、月经不调，以及肝阳偏亢、肝肾不和，如溃疡病、肝胆疾患。

紧脉：如按拉紧的绳索，脉势紧急，应指有力，主寒证、痛证，见动脉硬化、肢体关节剧烈疼痛者。

在病理情况下，心脏收缩力的强弱、快慢、节律、血流的速度、血容量的多少、血管壁的硬度、血管的阻力大小，以及血压高低，势必会引起脉象的变化。

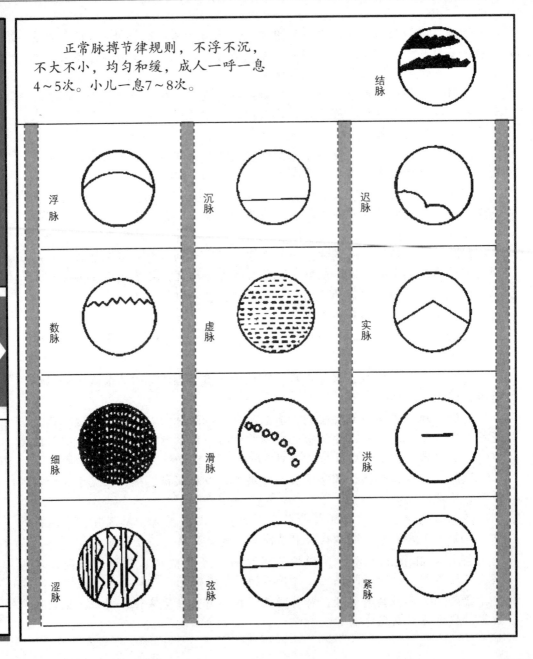

中医七大主要学派

从汉代至清代，中医学的七大流派，成为祖国医学发展进程中的主要链条与脉络，清晰地展示出中医发展、演变、日臻完善的轨迹。

伤寒学派

创立于东汉之际，汉代医家张仲景将理论与方药熔于一炉，著《伤寒杂病论》，奠定了中医学辨证论治的基础，专门探讨伤寒杂病的诊疗规律。其书被奉为经典，其人被尊为医圣。从晋唐至宋元明清，研究者如云，历代不衰，各展所长，形成了时间最长，医家众多，影响最大，学术昌盛的伤寒学派。

寒凉学派

又称河间派，金元大家刘完素主攻火热病机，提出"六气皆从火化"之说，创"火热论"，疗疾多用寒凉药物。他不仅对中医病机理论的提高有很大贡献，并对后世创立温病学说大有启迪。因刘氏家住河间，又称河间学派。

攻邪学派

金元大家张从正，强调"病由邪生，攻邪已（治愈）病"，主张治疗应以驱邪为主，善用"吐汗下"三法，偏重"攻法"，反对"滥用补法"。从一个侧面深化了中医治则理论，并丰富了临床经验。

补土学派

又称温补学派，金元大家李杲认为"人以胃气为本"，独重后天脾胃，创立"脾胃论"，长于温补之法。

滋阴学派

金元大家朱丹溪受到刘完素"火热论"的影响，又接受李杲"内伤论"的观点，提出"阳常有余，阴常不足"的新论，治病多用滋阴降火之法。

温补学派

明代薛己、张介宾、赵献可、孙一奎、李中梓诸医家重视命门水火的研究。探讨脏腑病机逐渐侧重于虚损病证，形成了善用温补的特点。充实发展了命门学说，使中医理论有所突破。

温病学派

明代末年，温疫流行，用伤寒治法无效，以明代吴又可为开创，清代叶天士、吴瑭为中坚，对外感热病的治疗规律进行了大胆探索，提出了温疫病机和温病学说，取得了很大的成就。

伤寒学派

伤寒学派创立于东汉之际，汉代医家张仲景将理论与方药熔于一炉，著《伤寒杂病论》，奠定了中医学辨证论治的基础，专门探讨伤寒杂病的诊疗规律。

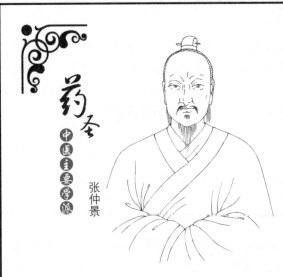

药圣
中医主要学派
张仲景

张仲景，东汉时名医，南阳郡涅阳人。年轻时曾跟同郡张伯祖学医。经过多年的刻苦钻研和临床实践，写出了传世巨著《伤寒杂病论》，是中国医学史上影响最大的著作之一，受到历代医学家的推崇。后人尊称他为"医学之圣""方书之祖"。

伤寒学派发展的三阶段

从晋唐至宋元明清，研究者如云，历代不衰，各展所长，形成了时间最长，医家众多，影响最大，学术昌盛的伤寒学派。伤寒学派的发展经历了以下三阶段。

1 晋唐时期为搜集、整理阶段。

2 宋金时期为校正定型、展开研究的阶段。

3 打破了伤寒与杂病的界限，扩大了六经的治疗范围。

寒凉学派

又称河间派，金元大家刘完素主攻火热病机，提出"六气皆从火化"之说，创"火热论"，疗疾多用寒凉药物。他不仅对中医病机理论的提高有很大贡献，并对后世创立温病学说大有启迪。因刘氏家住河间，又称河间学派。

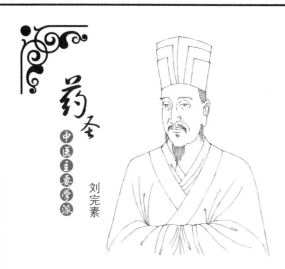

药圣

中医主要学派

刘完素

刘完素，字守真，河间（今河北省河间市）人，刘完素故后世又称其为刘河间。大约生活在北宋末年至金朝建立初期，即宋徽宗大观四年(公元1110年)至金章宗承安五年(公元1200年)之间，是金元时期的著名医家，为后世所称金元四大家中的第一位医家。

刘完素的主要成就

刘完素自幼聪颖，酷嗜医书，二十五岁时即研习《黄帝内经》，刻意攻读，终有所悟，对《内经》有其独到体会，提出人身之气皆随五运六气而有所兴衰变化，指出运气常变，应当掌握其规律，又阐发《内经》之病机十九条，认为人体致病皆为火热，治病需从寒凉法入手。以降心火、益肾水为第一要旨。他反对套用古方，非议滥用《局方》燥热之剂。因其善用寒凉，后世称其为寒凉派，为金元四大家之代表人物之一。

图解大中医漫画丛书

中医绪论

攻邪学派

攻邪学派是金元时期以攻击邪气为主要治疗手段的一个学派。张从正强调"病由邪生，攻邪已（治愈）病"，主张治疗应以驱邪为主，善用"吐、汗、下"三法，偏重攻法，故得名"攻邪学派"。

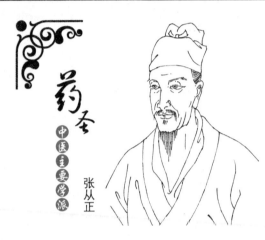

药圣

中医主要学派

张从正

张从正(公元1156年–公元1228年)，字子和，号戴人。金朝睢州考城县郭城(今河南民权县)人。金朝四大名医之首。

张从正在《内经》《伤寒论》的基础上进一步发展，并丰富了三法（汗、吐、下）的内容，扩大了三法的治疗范围。达到了"至精至熟，有得无失"的程度。

论三邪发病

"三邪"是指"天地人三邪"。张从正认为，天地各有六气，人有六味，一旦太过都可以成为邪气，导致人体上、中、下三部发生病变。

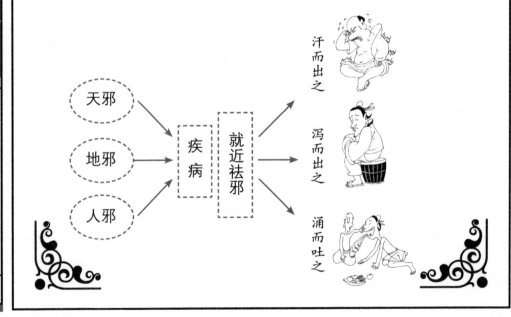

天邪 → 疾病 → 就近祛邪 → 汗而出之

地邪 → → 泻而出之

人邪 → → 涌而吐之

补土学派

又称温补学派，金元大家李杲认为"人以胃气为本"，独重后天脾胃，创立"脾胃论"，长于温补之法。

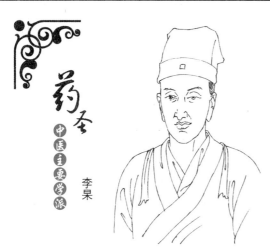

药圣
中医主要学派
李杲

李杲，字明之，真定（今河北省正定）人，晚年自号东垣老人，他是中国医学史上"金元四大家"之一，是中医"脾胃学说"的创始人，他十分强调脾胃在人身的重要作用，因为在五行当中，脾胃属于中央土，因此他的学说也被称作"补土派"。

名医李杲巨作之《脾胃论》

《脾胃论》。全书由医论38篇，方论63篇组成，分上、中、下三卷。上卷分别阐述了脾胃生理特性，病理变化，及在发病学上的认识意义，宗《内经》《难经》之旨而发挥之，并附升阳益胃汤等诸方论述各症治疗之法；中卷就气运衰旺、饮食劳倦热中证等专题做进一步阐发，并译述补中益气汤、调中益气汤等补脾胃诸方的主治应用、加减配伍；下卷着重论述脾胃虚损与其他脏腑、九窍的关系，以治疗饮食伤脾等证诸方、有关治验。

全书尊崇《内经》"人以水谷为本"的宗旨，以"人以胃气为本"的思想为基础，着力阐发"内伤脾胃，百病由生"的病机理论，倡导培补脾土、潜降阴火的治则思想，形成较为系统的脾胃内伤病的辨证论治理论体系。书中用方虽多沿用《内外伤辨惑论》，但又做了进一步的理论阐发，总以培土补中，甘温除热，甘寒泻火为原则。

中医绪论

金元大家朱丹溪受到刘完素"火热论"的影响，又接受李杲"内伤论"的观点，提出"阳常有余，阴常不足"的新论，治病多用滋阴降火之法。

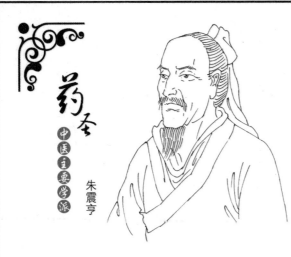

药圣

中医主要学派

朱震亨

朱震亨，元代金华人，人称丹溪翁，又称为朱丹溪，是金元四大医家之一，早年学习理学，后改为习医，受业于刘完素的再传弟子罗知悌，罗氏将刘河间、张从正、李杲诸家之学尽传之，朱震亨接受金元诸家之说，结合个人见解和临床所得，加以发挥，提出人身之中"阳常有余，阴常不足"的观点。

阳常有余，阴常不足

中医学术语。元代朱丹溪氏经过临床实际体会所提倡的一种论说。他所指的阴是精血，阳是指气火，即由于精血亏损所产生的虚火。他认为精血是生命活动的物质基础，不断消耗，易损难复，故阴常不足。如不注意保养精血，嗜酒纵欲，伤戕过度，则阳气易亢，虚火妄动，故阳常有余。阴虚阳亢，则百病丛生。故主张保重精血以维持身体阴阳的相对平衡，这是他在临床上偏重滋阴法的理论根据。

温补学派

明代薛已、张介宾、赵献可、孙一奎、李中梓诸医家重视命门水火的研究。探讨脏腑病机逐渐侧重于虚损病证，形成了善用温补的特点。充实发展了命门学说，使中医理论有所突破

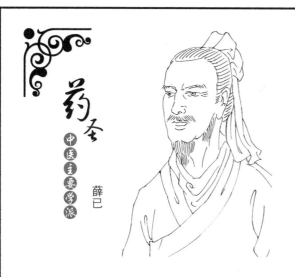

药圣

中医主要学派

薛已

薛已字新甫，号立斋，出身于医生家庭，约生于1487年，卒于1559年。其医术精湛，初为疡医，后以内科驰名，他对内、外、妇、儿和骨伤诸科都有很深的造诣，成为明代的一大临床学家。

薛已学术思想的中心

是以人体脾胃命门为主，强调真阴真阳的不足，谓"真精合而人生，是人亦借脾土而生"，并每以温补取效，对当时的医界有一定影响，从此开创温补学派。薛氏主张治病必求于本，临证治疗常用古方，其变化加减也只在一两味之间，但疗效甚为显著，对于疾病辨证治法有一定的独创之见。

薛已治疗伤科病的特点是，强调整体观念，以气血为纲，补气益血活血，创伤科内治法而成为整体派。

中医绪论

温病学派

　　明代末年，温疫流行，用伤寒治法无效，以明代吴又可为开创，清代叶天士、吴瑭为中坚，对外感热病的治疗规律进行了大胆探索，并提出温疫病机和温病学说，取得了很大的成就。

图解大中医漫画丛书

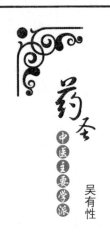

中医主要学派

吴有性

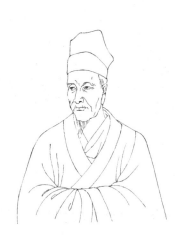

吴有性(1582-1652)，字又可，汉族，吴县东山人。明末清初传染病学家。

大胆提出"疠气"致病之学说

　　吴有性经过临床实践，深切地体会到，对当时流行的一些疾病，用张仲景的伤寒论学说加以论治，其收效很不理想。于是，他根据自己的临床经验，推究病源，对疠气说有了一个崭新的想法。经过多年的努力，他逐渐形成了一套温热病的论治理论，并起到了很好的疗效。后来他将这些亲身经验整理成《温疫论》一书。

一本就能看懂中医基础篇

十大名医之祖

黄帝　扁鹊

图解大中医漫画丛书

黄帝：针灸之祖

　　黄帝是传说中中原各族的共同领袖。现存的《黄帝内经》即系托名黄帝与岐伯、雷公等讨论医学的著作。此书治疗方法多用针刺，故对针刺的记载和论述亦特别详细。

扁鹊：脉学介导者

　　扁鹊姓秦，名越人，战国渤海郡郑（今河北任丘）人。太子尸厥已死，而治之复生；齐桓公未病，而知其后五日不起，名闻三下。《史记·战国策》载有他的传记病案，并推崇他为脉学的倡导者。

扁鹊的故事——六不治

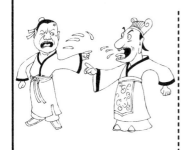

依仗权势、骄横跋扈者

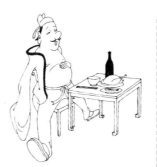

暴饮暴食、饮食无常者

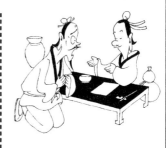

病深不早求

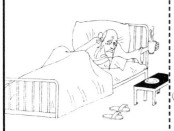

身体虚弱、不能服药者

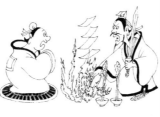

相信巫术、不信医道者

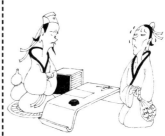

贪图钱财、不顾性命者

中医绪论

41

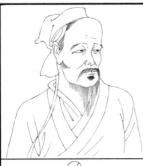

华佗：外科之祖

华佗又名敷，字无化，后汉末沛国（今安徽亳州）人。精内、外、妇、儿、针灸各科，对外科尤为擅长。对"肠胃积聚"等病，饮麻沸散，须臾便如醉肠洗涤，缝腹摩膏，施行腹部手术。

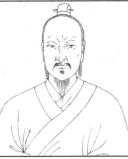

张仲景：医圣

张仲景名机，汉末向阳郡（今河南南阳）人。相传曾任长沙太守，当时伤寒流行，病死者很多。他的著作《伤寒杂病论》总结了汉代300多年的临床实践经验，对祖国医学的发展有重大贡献。

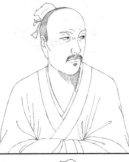

葛洪：预防医学的介导者

葛洪，字稚川，自号抱朴子，晋朝丹阳句容（今属江苏）人。著有《时后方》，书中最早记载一些传染病如天花、恙虫病症侯及诊治。"天行发斑疮"是全世界最早有关天花的记载。

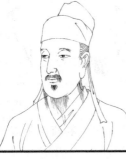

孙思邈：药王

孙思邈，唐朝京兆华原（今陕西辉县）人，医德高尚，医术精湛。因治愈唐太宗唐太后头痛病，宫廷留他做御医，他谎称要去采"长生不老药"献皇上，偷跑了。监视人谎报他采药时摔死，太宗封孙思邈为药王。

钱乙 宋慈 李时珍 吴谦

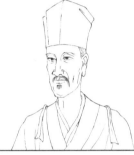

钱乙：儿科之祖

钱乙，字仲阳，北宋郓州（今山东东平）人。著《小儿药证直诀》共三卷。以脏腑病理学说立论，根据其虚实寒热而立法处方，比较系统地做出了辨证论治的范例。

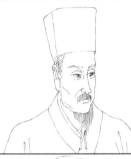

宋慈：法医之祖

宋慈，宋朝福建人。1247年总结宋代前法医方面的经验及他本人四任法官的心得，写成《洗冤集录》，是世界上最早的法医文著。

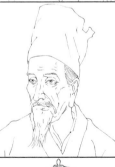

李时珍：药圣

李时珍，字东璧，号频湖，明朝蕲州（今湖北蕲春）人。长期上山采药，深入民间，参考历代医书800余种，经27年的艰苦，著成《本草纲目》，所载药物共1758种。

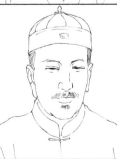

吴谦：《医宗金鉴》总修官

吴谦，字文吉，清朝安徽歙县人。乾隆时为太医院院判。《医宗金鉴》是清代御制钦定的一部综合性医书，全书90卷；它是我国综合性中医医书最完善又最简要的一种。

图解大中医漫画丛书

中医绪论

43

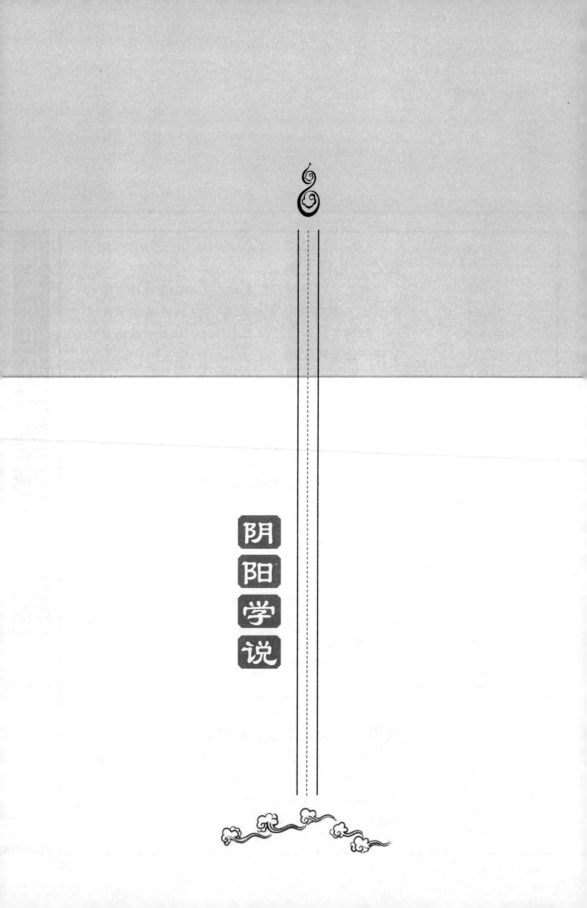

阴阳学说

阴阳的概念究竟是什么？古人长期生活在自然环境之中，不断接触到日往月来、白天黑夜、晴天阴天等两极现象的对比和影响。而且古人的作息规律又完全受着『日出而作，日入而息』（《帝王世纪·击壤歌》）『日掌阳，月管阴』（《管子·四时篇》），日出则阳光灿烂，日没月出则黑（夜来临）的支配，因而便自然地产生了阴与阳两个概念。这也是中医阴阳学说的雏形。

阴阳属性

　　古人认为任何事物都具有矛盾的两个方面，不仅把事物一分为二，而且把万物对立的两方面，按其性分为阴阳两大类。万物之阴是相同性，如地、女、母、黑暗、向下、死亡、反面、里面、静、冷、柔、精神、偶、小、零……这些统称为阴性。万物之阳是相同性，如天、男、父、光明、向上、生长、正面、外面、动、刚、热、物质、奇、大、整……这些统称为阳性。

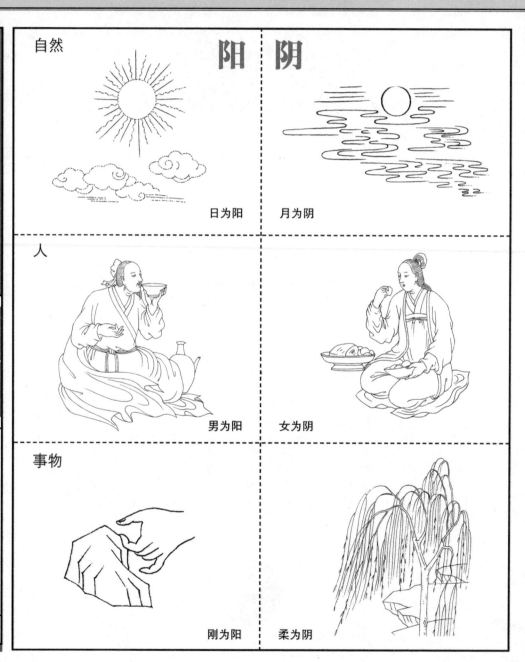

阳　阴

自然

日为阳　　月为阴

人

男为阳　　女为阴

事物

刚为阳　　柔为阴

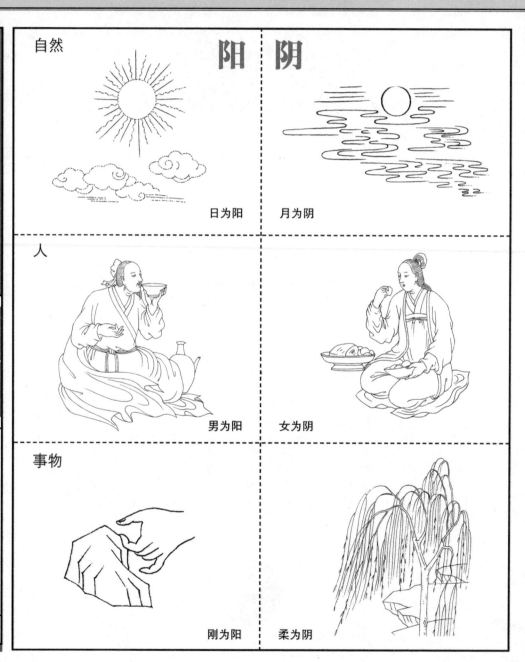

中医的阴与阳

　　根据阴阳对立统一的观点，认为人体是一个有机整体，人体内部也存在着阴阳对立统一的关系。人体一切组织结构，既是有机联系的，又可以划分为相互对立的阴阳两部分。

阳	上半身	背部	肢体外侧	体表	气	腑	心肺	心阳
阴	下半身	腹部	肢体内侧	体内	血津液	脏	肝脾肾	心阴

另外：

心	肺	肝	脾	肾
阳中之阳	阳中之阴	阴中之阳	阴中之至阴	阴中之阴

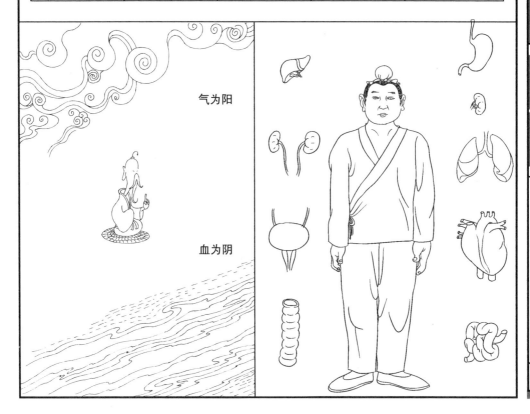

气为阳

血为阴

图解大中医漫画丛书

阴阳学说

阴阳关系

对立制约

　　自然界的一切事物和现象都存在着相互对立的阴阳两个方面。对立的阴阳双方时刻都在相互对立的状态中相互制约着。如寒凉与温热，水与火相互对立；同时温热可以驱散寒冷，冰凉可以降低高温，水可以灭火，火可以蒸化水液等。温热与火属阳，寒冷与水属阴，这就是阴阳之间的相互制约。

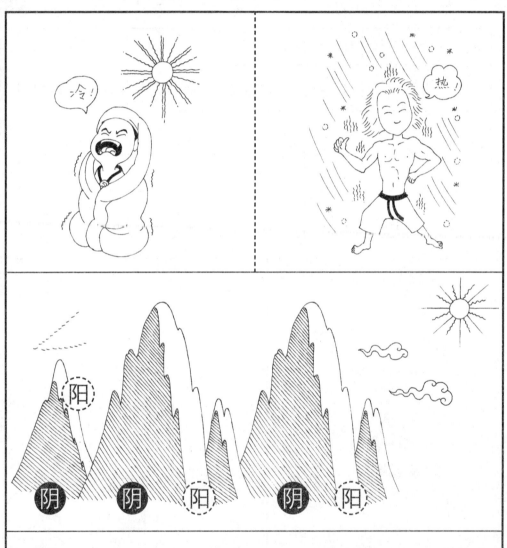

　　阴阳双方制约的结果，使事物取得了动态平衡。就人体的正常生理功能而言，功能之兴奋为阳，抑制为阴，兴奋制约抑制，抑制制约兴奋，兴奋与抑制相互制约，从而维持人体功能的动态平衡。

图解大中医漫画丛书

一本就能看懂中医基础篇

互根互用

  阴阳互根是指一切事物或现象中相互对立着的阴阳两个方面，具有相互依存、互为根本的关系。阴或阳任何一方都不能脱离另一方而单独存在，每一方都以相对的另一方的存在作为自己存在的前提和条件。

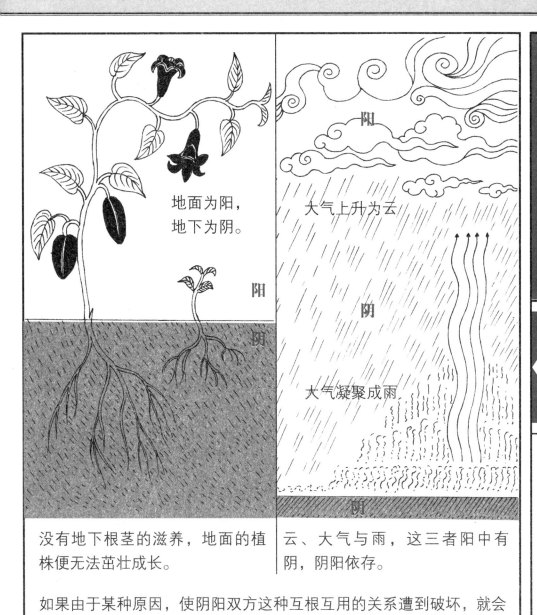

地面为阳，地下为阴。

阳

阴

阳

大气上升为云

阴

大气凝聚成雨

阴

没有地下根茎的滋养，地面的植株便无法茁壮成长。

云、大气与雨，这三者阳中有阴，阴阳依存。

如果由于某种原因，使阴阳双方这种互根互用的关系遭到破坏，就会导致"孤阴不生，独阳不长"。

消长平衡

　　"消"是削弱、减少；"长"是增强、增长。阴阳消长是指相互对立又相互依存的阴阳双方，不是处于静止不变的状态，而始终处于"阴消阳长"或"阳消阴长"的运动变化之中。

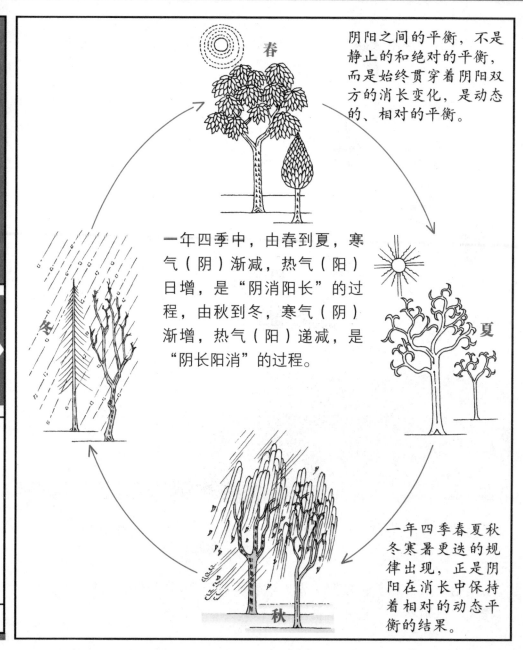

阴阳之间的平衡，不是静止的和绝对的平衡，而是始终贯穿着阴阳双方的消长变化，是动态的、相对的平衡。

一年四季中，由春到夏，寒气（阴）渐减，热气（阳）日增，是"阴消阳长"的过程，由秋到冬，寒气（阴）渐增，热气（阳）递减，是"阴长阳消"的过程。

一年四季春夏秋冬寒暑更迭的规律出现，正是阴阳在消长中保持着相对的动态平衡的结果。

阴阳转化

阴阳转化必须具备一定的条件，这种条件就是"重"或"极"，即所谓"重阴必阳，重阳必阴"；"寒极生热，热极生寒"（《素问·阴阳应象大论》）。这里的"重"和"极"就是促成转化的条件。阴阳消长是量变，是阴阳转化的前提；阴阳转化是质变，是阴阳消长的结果。

阴阳消长是事物发展变化的量变过程，阴阳转化是事物发展变化过程中的质变阶段。阴阳转化有渐变、突变两种方式。夏天极热天气的骤冷和下冰雹，属于突变形式。如一年四季中寒暑交替，一天之中昼夜的转化即属于渐变的方式。

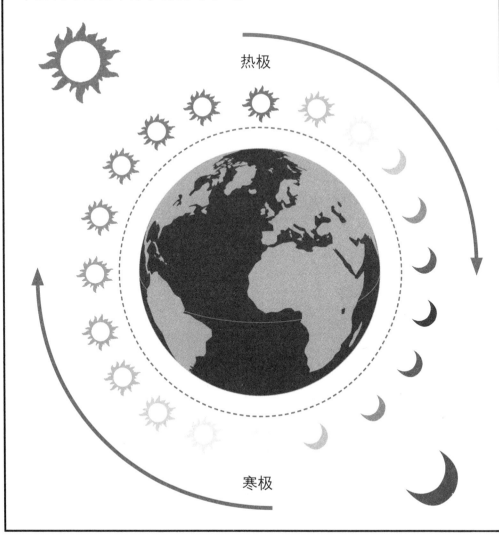

热极

寒极

阴阳学说

阴阳学说的应用

阴证

　　见《此事难知·辨阴阳二证》。1.八纲中的里证、寒证、虚证。2.阴寒内盛或阳气虚衰之证。多见面色苍白，蜷卧肢冷，静而少言，语声低微，呼吸微弱，气短乏力，大便溏泄，小便清长，腹痛喜按，得热则减，舌淡胖嫩，苔滑润，脉沉细无力等症。

图解大中医漫画丛书

一本就能看懂中医基础篇

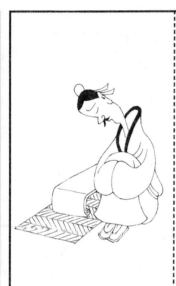

面色苍白，蜷卧肢冷

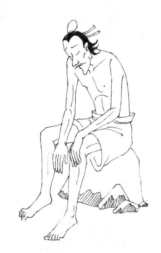

语声低微，呼吸微弱

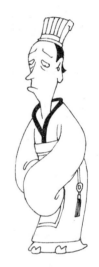

舌淡、红，苔少

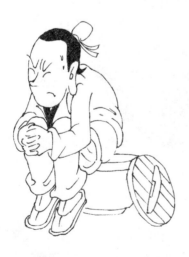

大便溏泄，小便清长

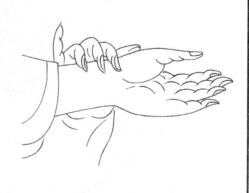

脉沉细无力

阳证

见《此事难知·辨阴阳二证》。凡表证、热证、实证多属阳证。常见发热恶寒，头痛身疼；烦躁口渴，面赤潮红，口唇燥裂；腹痛拒按，大便秘结，小便短赤；舌红坚敛，苔黄垢糙；脉浮、数、洪、大、滑等。

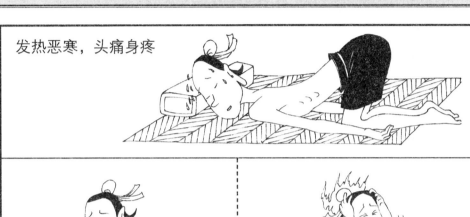

发热恶寒，头痛身疼

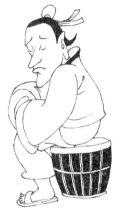

大便秘结，小便短赤

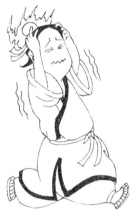

烦躁口渴，面赤潮红，口唇燥裂

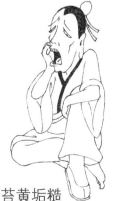

舌红坚敛，苔黄垢糙

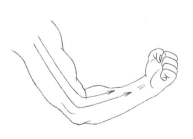

脉浮、数、洪、大、滑

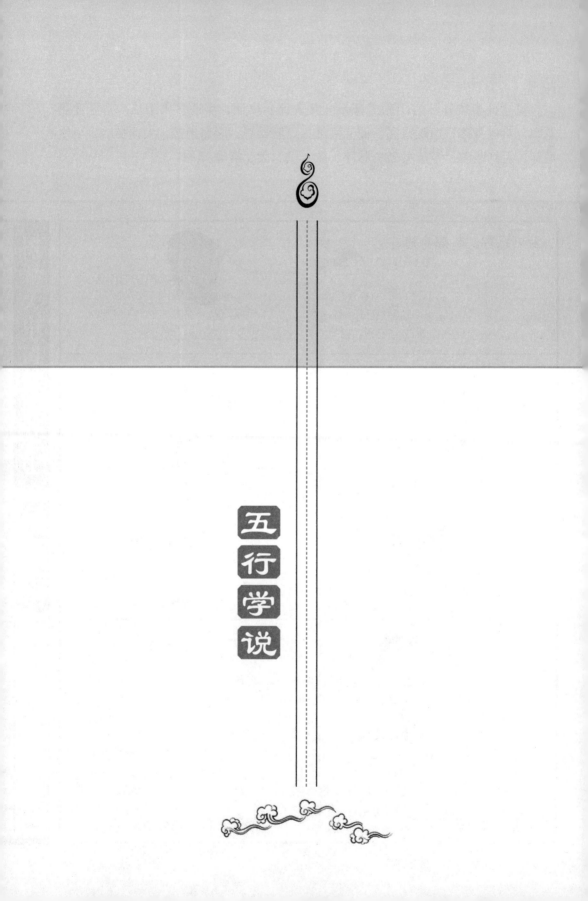

五行学说

五行学说是中国古代的一种朴素的唯物主义哲学思想，属元素论的宇宙观，是一种朴素的普通系统论。五行学说认为：宇宙间的一切事物，都是由木、火、土、金、水五种物质元素所组成，自然界各种事物和现象的发展变化，都是这五种物质不断运动和相互作用的结果。

五行由五种物质元素组成

五行学说是中国古代的一种朴素的唯物主义哲学思想，属元素论的宇宙观，是一种朴素的普通系统论。五行学说认为：宇宙间的一切事物，都是由木、火、土、金、水五种物质元素所组成，自然界各种事物和现象的发展变化，都是这五种物质不断运动和相互作用的结果。

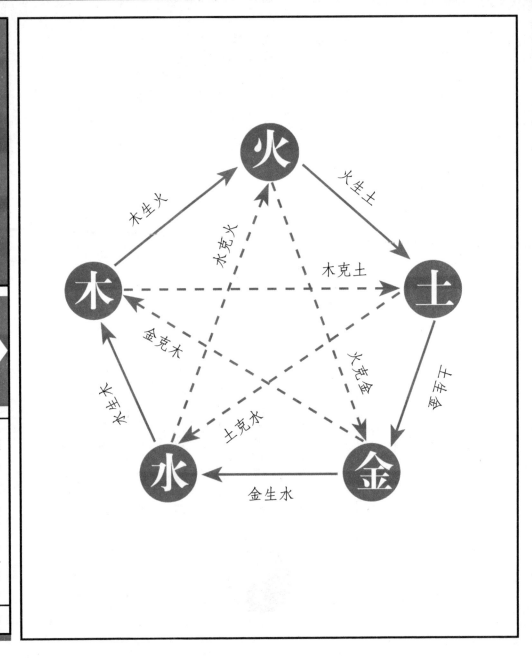

图解大中医漫画丛书

一本就能看懂中医基础篇

五行的特性

古人在长期的生活和生产实践中，在对木、火、土、金、水五种物质的直观观察和朴素认识基础上，进行抽象而逐渐形成的理论概念。是用以识别和归纳各类事物五行属性的基本依据。五行特性概括为"水曰润下，火曰炎上，木曰曲直，金曰从革，土爰稼穑"。

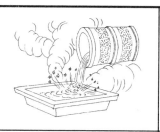	**金的特性** 是指金属具有刚柔相济并能变革之性。 **金的引申** 引申为凡具有肃杀、收敛、沉降等性质和作用的事物和现象，均归属于金。
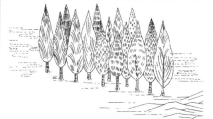	**木的特性** 木具有生长、柔和，能曲、能伸的特性。 **木的引申** 引申为凡具有生长、升发、条达、舒畅等性质或作用的事物和现象，均归属于木。
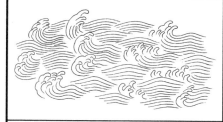	**水的特性** 为"润下"，是指水具有润泽、向下的特性。 **水的引申** 引申为凡具有滋润、下行、寒凉、闭藏等性质或作用的物质和现象，均归属于水。
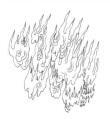	**火的特性** 为"炎上"，是指火具有炎热、上升、光明的特性。 **火的引申** 引申为凡具有温热、升腾、明亮等性质或作用的事物和现象，均归属于火。
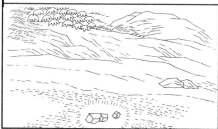	**土的特性** 为"稼穑"，是指土具有播种和收获的特性。 **土的引申** 引申为凡具有生化、承载、受纳等性质或作用的事物和现象，均归属于土。

五行的关系

五行相生

　　自然界中的五行，彼此之间通过相生与相克的变化维持着一种平衡关系。相生，指金、木、水、火、土等物质间具有相互滋生和助长的关系，这种关系称为"母子关系"。即：金生水、水生木、木生火、火生土、土生金。

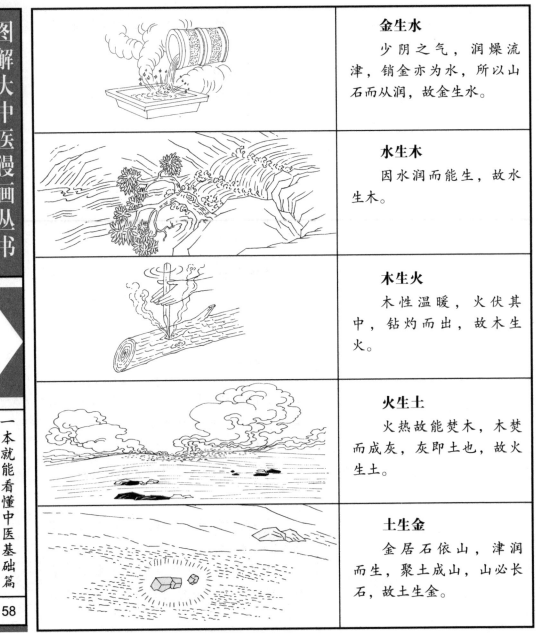

	金生水 　　少阴之气，润燥流津，销金亦为水，所以山石而从润，故金生水。
	水生木 　　因水润而能生，故水生木。
	木生火 　　木性温暖，火伏其中，钻灼而出，故木生火。
	火生土 　　火热故能焚木，木焚而成灰，灰即土也，故火生土。
	土生金 　　金居石依山，津润而生，聚土成山，山必长石，故土生金。

图解大中医漫画丛书

一本就能看懂中医基础篇

五行相克

　　指金、木、水、火、土等物质间具有相互克伐、相互制约的关系。其相克次序为：金克木、木克土、土克水、水克火、火克金。

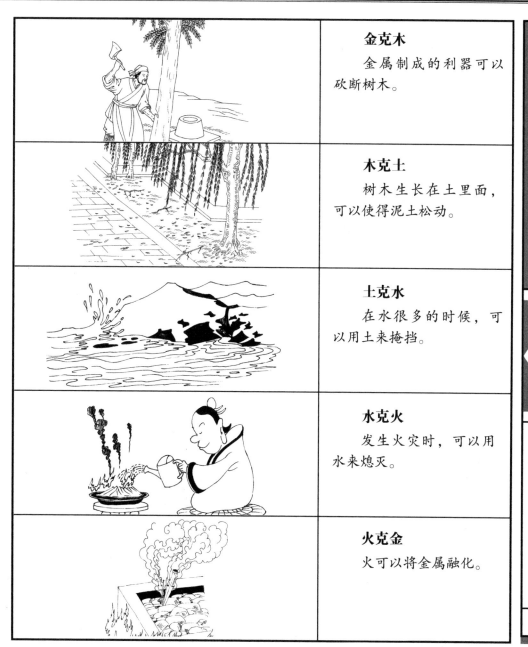

金克木

　　金属制成的利器可以砍断树木。

木克土

　　树木生长在土里面，可以使得泥土松动。

土克水

　　在水很多的时候，可以用土来掩挡。

水克火

　　发生火灾时，可以用水来熄灭。

火克金

　　火可以将金属融化。

五行相乘

乘，即乘虚侵袭之义。五行相乘，是指五行中某一行对其所胜一行的过度克制，即相克太过，是事物间关系失去相对平衡的一种表现。即木乘土，土乘水，水乘火，火乘金，金乘木。

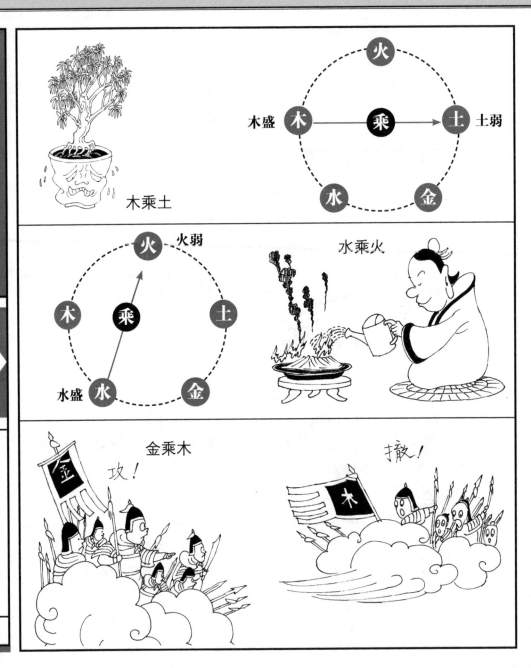

五行相侮

侮，为欺侮、欺凌之意。五行相侮，是指五行中某一行对其所不胜一行的反向克制，即反克，又称"反侮"，是事物间关系失去相对平衡的另一种表现。即木侮金，金侮火，火侮水，水侮土，土侮木。

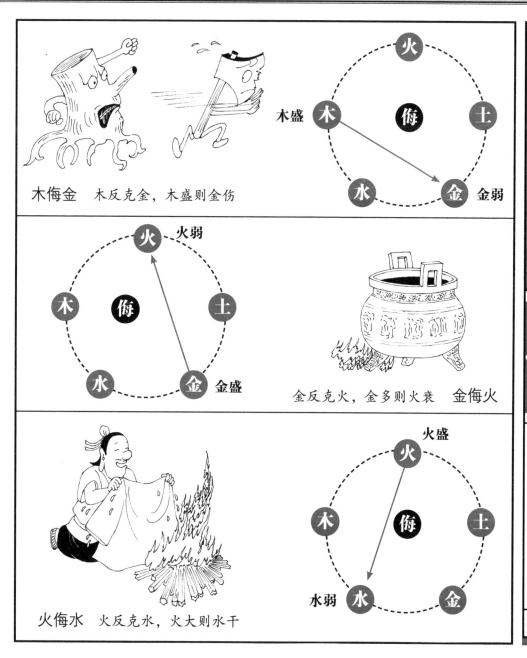

木侮金　木反克金，木盛则金伤

金反克火，金多则火衰　金侮火

火侮水　火反克水，火大则水干

五行与五脏

五行和人体的对应关系

五行金、木、水、火、土，与人体之间有着对应的关系，并相生相克。

在中医里，用五行描述人体五脏系统（肝心脾肺肾）的功能和关系，注意这里的五脏也是个功能概念（称为藏象），并不限于具体的解剖上的五脏。

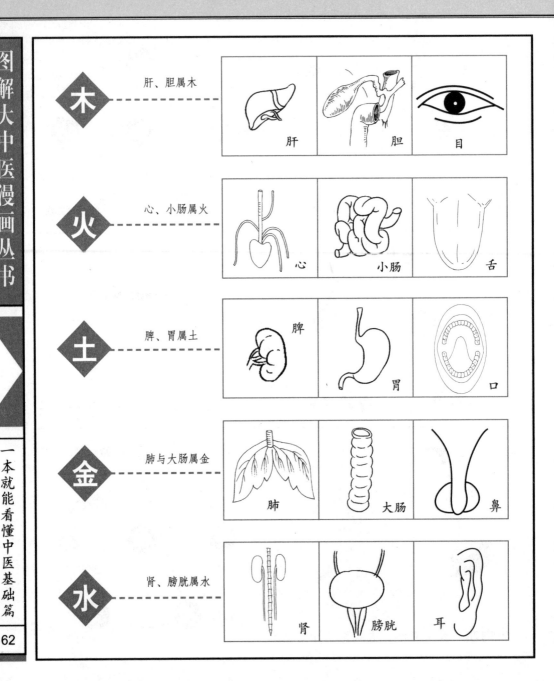

木 —— 肝、胆属木 —— 肝　胆　目

火 —— 心、小肠属火 —— 心　小肠　舌

土 —— 脾、胃属土 —— 脾　胃　口

金 —— 肺与大肠属金 —— 肺　大肠　鼻

水 —— 肾、膀胱属水 —— 肾　膀胱　耳

五脏相生相克

五脏的功能也可由生、克、制、化来维持衡定的关系。五脏相生，指五脏间相互滋生、共同促进的母子关系。五行相克，指五脏间相互克伐、制约的关系。

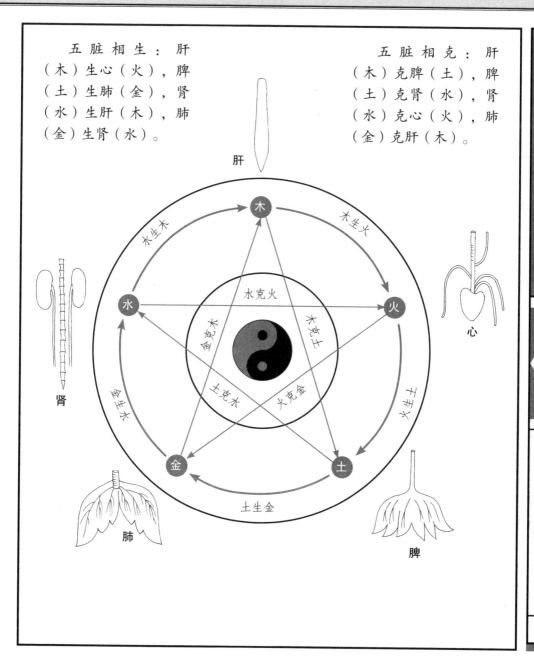

五脏相生：肝（木）生心（火），脾（土）生肺（金），肾（水）生肝（木），肺（金）生肾（水）。

五脏相克：肝（木）克脾（土），脾（土）克肾（水），肾（水）克心（火），肺（金）克肝（木）。

肝

肾

肺

心

脾

木生火

水生木

金克木

水克火

木克土

金生水

土克水

火克金

火生土

土生金

木

火

水

金

土

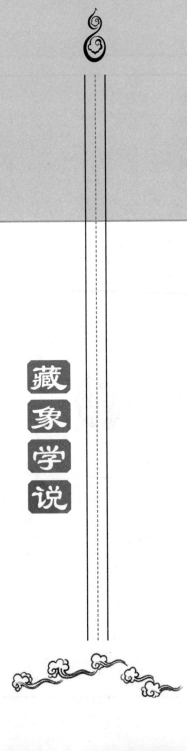

藏象学说

藏象学说，是研究藏象的概念内涵，各脏腑的形态结构、生理功能、病理变化及精、气、血、津液、神之间的相互关系，以及脏腑之间、脏腑与形体官窍及自然社会环境之间的相互关系的学说。

藏象学说的形成

　　藏，是指隐藏于人体内的脏腑器官，即内脏。象，有两种含义。一指脏腑器官的形态结构，如"心象尖圆，形如莲花"（《医宗必读·改正内景脏腑图》）。二指脏腑的生理功能活动和病理变化表现于外的现象。

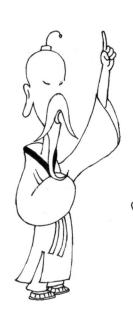

　　藏象学说的形成，可以上溯到中国现存最早的医学典籍《内经》。当时解剖所取得的直观认识为藏象学说的形成打下了形态学的基础。

　　人面部气色明润有光华，筋骨有力，肌肤丰泽，指爪有光泽，毛发浓密有光，就意味着五脏功能正常，五脏没有大的疾病。

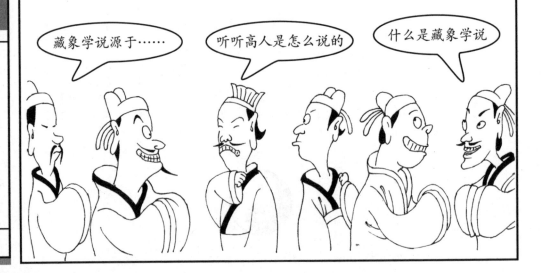

藏象学说源于……

听听高人是怎么说的

什么是藏象学说

藏象学说的主要内容

　　其主要内容包括两方面：一是研究各脏腑组织器官的生理功能、病理变化及其相互关系。二是研究精、气、血、津液的生理功能、病理变化及其相互关系，以及它们与脏腑的关系。

藏象
- 藏：具有不同活动规律的内脏
  - 五脏：化生和储藏精气，包括心、肝、脾、肺、肾。
  - 六腑：受盛传化水谷和糟粕，包括小肠、胆、胃、大肠、膀胱、三焦
  - 奇恒之腑：多具有藏的功能，包括胆、脉、脑、髓、骨、女子胞
- 象：内脏的外现表象
  - 内脏的生理病理征象
  - 内脏与自然界相通应的事物和现象

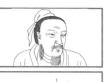

毛为肺之华
　　肺为气之本，魄之处，充在皮，与秋气通。

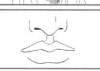

口唇为脾之华
　　脾为仓廪之本，营之居，充在肌，与土气通。

爪为肝之华
　　肝为罢极之本，魂之所，充在筋，与春气通。

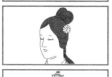

发为肾之华
　　肾为封藏之本，精之处，充在骨，与冬气通。

面色为心之华
　　心是生之本，神之处，充在血脉，与夏气通。

脏腑之间的相互关系

人体的脏腑各有不同的分工，却又互相协调，形成一个和谐的整体，来保证人体的健康强壮。

图解大中医漫画丛书

一本就能看懂中医基础篇

68

	生理上联系	病理上影响
心与小肠	小肠为阳←→心为阴 小肠为表←→心为里 手少阴心经属心络小肠。手太阳小肠经属小肠络心。心火下降→有利小肠分清别浊。小肠下行→有利心火下降。	心火上炎。通过经脉下传→移热于小肠。引起尿少、尿赤、排尿灼热、涩痛等小肠实热症状。 小肠实热，循经脉上熏→于心引起心烦、舌赤糜烂等症状。
肺与大肠	大肠为阳←→肺为阴 大肠为表←→肺为里 手太阴肺经属肺络大肠。手阳明大肠经属大肠络肺。肺气肃降、津液四布→濡养大肠、传导糟粕正常。大肠传导通畅→有助于肺气清肃下降。	肺热壅盛、津液不能下达→大肠传导不及。引起发热、咳痰、喘息、大便秘结等症状。 大肠实热，腑气不通→累及肺失肃降，引起胸满、喘逆等症状。
脾与胃	胃为阳←→脾为阴。 胃为表←→脾为里，足太阴脾经属脾络胃。足阳明胃经属胃络脾。脾主运化，胃主受纳。脾主升清，胃主降浊。脾宜升则健，胃宜降则和。脾喜燥恶湿，胃喜润恶燥。	脾被湿困，脾失健运→胃失和降，受纳失职。引起纳呆、呕恶、脘腹痞满、肢体困重等症状。 食滞胃脘、浊气不降→脾不升清、脾失健运，引起厌食、嗳腐吞酸、腹胀、泄泻等症状。脾胃气虚，外病不愈→脾胃虚寒。引起脘腹隐痛、食少腹胀等症状。
肝与胆	胆为阳←→肝为阴。 胆为表←→肝为里，足厥阴肝经属肝络胆，足少阳胆经属胆络肝。肝分泌胆汁，胆囊贮藏胆汁。肝主疏泄、调畅情志→保持胆气宁静，勇敢刚毅。	肝病常累及胆，胆病常累及肝，形成肝胆同病，如肝胆湿热、胆汁外溢，引起黄疸、口苦、胁痛、纳呆、呕恶等症状。
肾与膀胱	膀胱为阳←→肾为阴。 膀胱为表←→肾为里。足少阴肾经属肾络膀胱。足太阳膀胱属膀胱经肾，肾为水脏，主管水液代谢，膀胱主藏津液和排泄小便。	肾阳虚不能化气行水→膀胱气化不处。出现形寒肢冷、肢体浮肿等症状。 膀胱湿热、尿有砂石→累及于肾出现尿频、尿急、尿涩与尿痛、剧烈腰痛等症状。

五脏六腑的分布

　　人体内心、肝、脾、肺、肾五个脏器的合称。脏，古称藏。五脏的主要生理功能是生化和储藏精、气、血、津液和神，故又名五神脏。由于精、气、神是人体生命活动的根本，所以五脏在人体生命中起着重要作用。

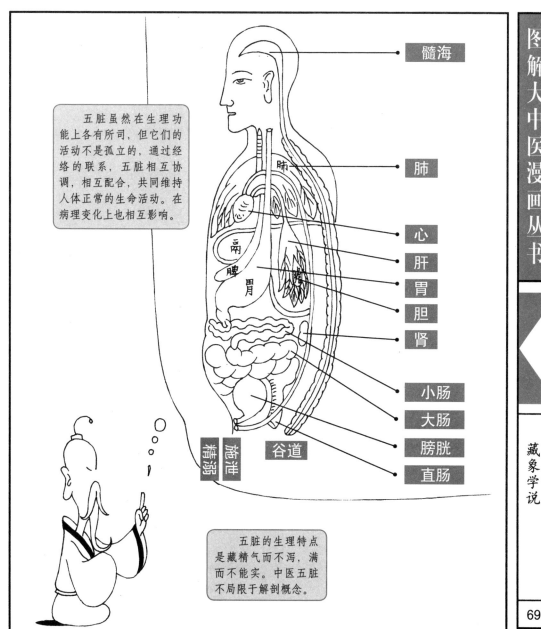

　　五脏虽然在生理功能上各有所司，但它们的活动不是孤立的，通过经络的联系，五脏相互协调，相互配合，共同维持人体正常的生命活动。在病理变化上也相互影响。

髓海

肺

心
肝
胃
胆
肾

小肠
大肠
膀胱
直肠

谷道

精溺
施泄

　　五脏的生理特点是藏精气而不泻，满而不能实。中医五脏不局限于解剖概念。

五脏的特性与功能

心主血脉，主神志

从中医学来讲，心不仅包括解剖学的心脏（古人称血肉之心），而且还包括了精神意识思维活动（古人称神明之心），是联系全身相关脏器组织及自然界和社会心理而形成的一个系统整体，又称心系统。

图解大中医漫画丛书

一本就能看懂中医基础篇

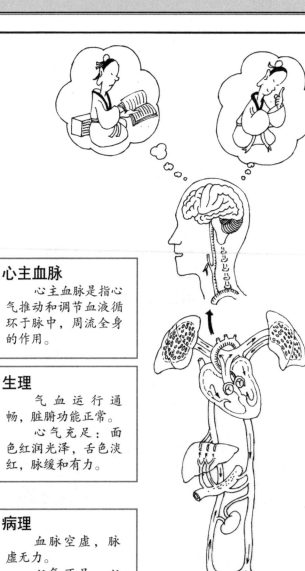

心主血脉

心主血脉是指心气推动和调节血液循环于脉中，周流全身的作用。

生理

气血运行通畅，脏腑功能正常。
心气充足：面色红润光泽，舌色淡红，脉缓和有力。

病理

血脉空虚，脉虚无力。
心气不足：心血瘀阻，唇舌紫暗，脉结代。

心主神志

神：广义来讲，人体生命活动及其外在表现，即心主宰五脏六腑，形体官窍的生理活动。狭义上讲，指人体精神、意识、思维活动。

生理

精神振奋、神志清晰、思维敏捷、反应灵敏。

病理

失眠多梦、健忘、精神不振、谵妄等。

肝主疏泄，主藏血

从中医学来讲，肝为罢极之本，有贮藏血液、调节血量的功能，所以能耐受疲劳、抵御外邪，同时也是体内物质的代谢、解毒、分泌胆汁的重要脏器。

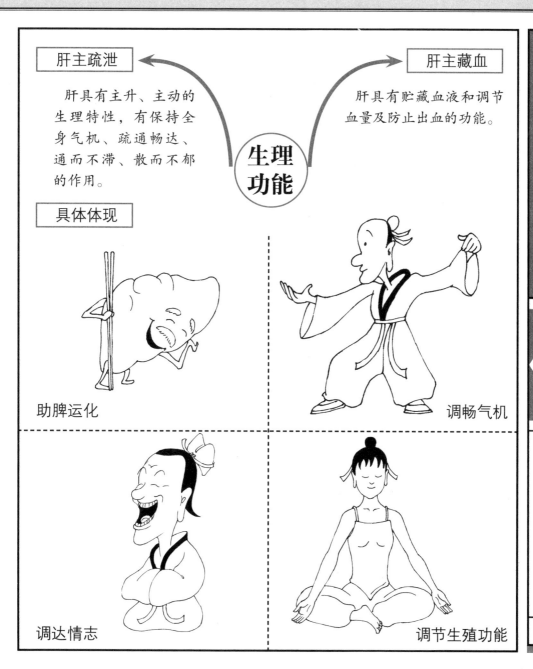

肝主疏泄

肝具有主升、主动的生理特性，有保持全身气机、疏通畅达、通而不滞、散而不郁的作用。

肝主藏血

肝具有贮藏血液和调节血量及防止出血的功能。

生理功能

具体体现

助脾运化

调畅气机

调达情志

调节生殖功能

脾主运化、升清，主统血

中医学的"脾"是现代医学脾和胰的合称，而其生理、病理又远非脾、胰所能概括。从中医学角度来讲，脾的主要功能是负责运化、升清与统血。

图解大中医漫画丛书

一本就能看懂中医基础篇

72

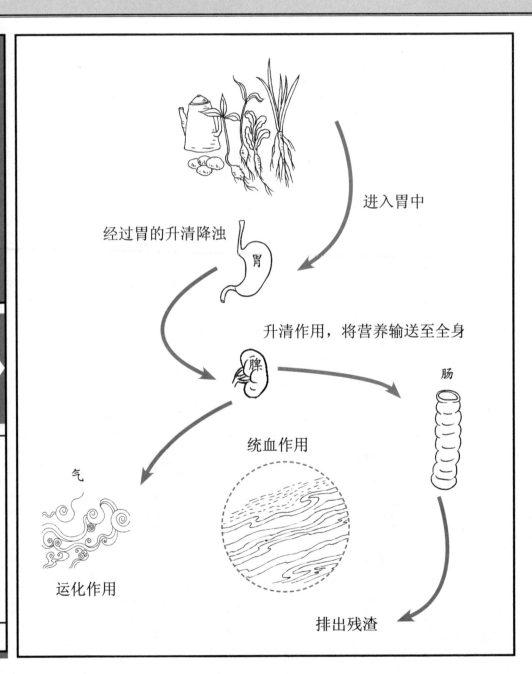

进入胃中

经过胃的升清降浊

胃

升清作用，将营养输送至全身

脾

肠

统血作用

气

运化作用

排出残渣

肺主气，司呼吸

中医学表明：肺为"相傅之官"。如此说明：肺是人体中非常重要的器官，就如同贤臣宰相对一个国家的重要性一样，往往对全身的生理功能起着重要的作用。如，肺主气、司呼吸——吸清排浊，吐故纳新；肺主宣发和肃降；肺朝百脉；肺主治节。

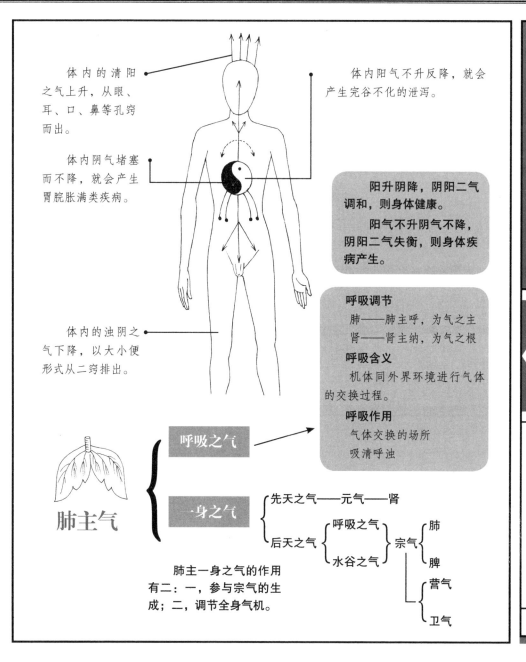

体内的清阳之气上升，从眼、耳、口、鼻等孔窍而出。

体内阴气堵塞而不降，就会产生胃脘胀满类疾病。

体内的浊阴之气下降，以大小便形式从二窍排出。

体内阳气不升反降，就会产生完谷不化的泄泻。

阳升阴降，阴阳二气调和，则身体健康。
阳气不升阴气不降，阴阳二气失衡，则身体疾病产生。

呼吸调节
肺——肺主呼，为气之主
肾——肾主纳，为气之根
呼吸含义
机体同外界环境进行气体的交换过程。
呼吸作用
气体交换的场所
吸清呼浊

呼吸之气

一身之气

肺主气

先天之气——元气——肾

后天之气 ｛呼吸之气 / 水谷之气｝ 宗气 ｛肺 / 脾｝ 营气 / 卫气

肺主一身之气的作用有二：一，参与宗气的生成；二，调节全身气机。

肾主水,主藏精

肾藏精,主生长发育生殖与脏腑气化。肾主水,肾气具有主司和调节全身水液代谢的功能。主纳气,是指肾气有摄纳肺所吸入的自然界清气,保持吸气的深度,防止呼吸表浅的作用。肾主蛰守,指肾具有潜藏、封藏、闭藏的生理特性,亦是其藏精功能的概括。

图解大中医漫画丛书

一本就能看懂中医基础篇

74

藏精,主生长发育生殖与脏腑气化

藏精:指肾具有贮存,封藏精气的生理功能。

主生长发育和生殖:指肾精及其所化精气的生理作用。

推动和调节脏腑气化:脏腑气化,是指脏腑之气的升降出入推动和调控着脏腑形体器官的功能,进而推动和调控着机体精气血津液各自的新陈代谢及其与能量相互转化的功能活动。

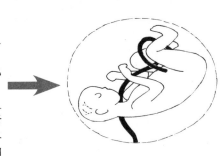

主水

肾主水,是指肾气具有主司和调节全身水液代谢的功能。主要体现在两方面:

肾气对参与水液代谢的脏腑的促进作用:机体水液的吸收、输布与排泄,是在肺、脾、肾、胃、小肠、大肠、三焦、膀胱等脏腑的共同参与下完成的,而肾气及肾阳、肾阴对水液代谢过程中各脏腑的气化功能,尤其是脾肺之气的运化和输布,具有重要的促进和调节作用。

肾气的生尿和排尿作用:尿的生成和排泄,是人体水液代谢的重要环节。

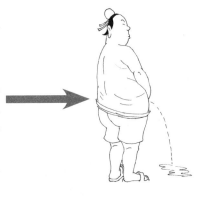

主纳气

肾主纳气,是指肾气有摄纳肺所吸入的自然界清气,保持吸气的深度,防止呼吸表浅的作用。

肾的生理特性

主蛰守,指肾具有潜藏、封藏、闭藏的生理特性,亦是其藏精功能的概括。

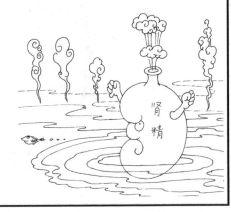

五脏的系统连属

心在志为喜，在液为汗，在体为脉，其华在面，在窍为舌。

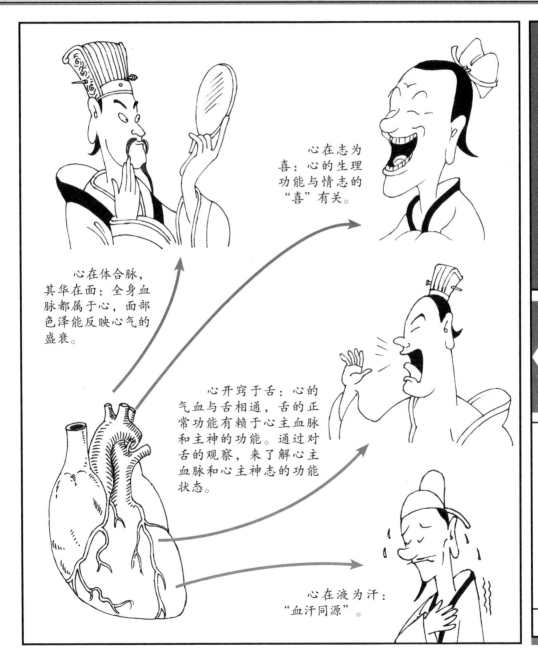

心在志为喜：心的生理功能与情志的"喜"有关。

心在体合脉，其华在面：全身血脉都属于心，面部色泽能反映心气的盛衰。

心开窍于舌：心的气血与舌相通，舌的正常功能有赖于心主血脉和主神的功能。通过对舌的观察，来了解心主血脉和心主神志的功能状态。

心在液为汗："血汗同源"。

图解大中医漫画丛书

藏象学说

肝在志为怒，在液为泪，在体为筋，其华在爪，在窍为目。

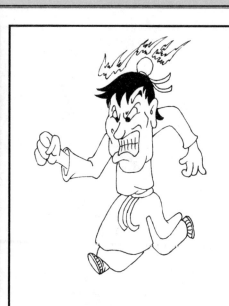

肝在志为怒

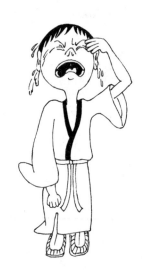

肝在液为泪

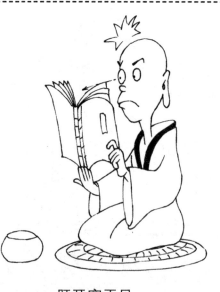

肝开窍于目

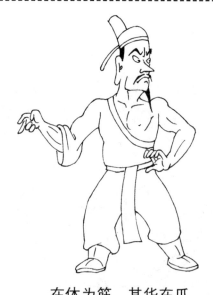

在体为筋，其华在爪

脾在志为思，在液为涎，在体为肌肉、四肢，其华在唇，在窍为口。

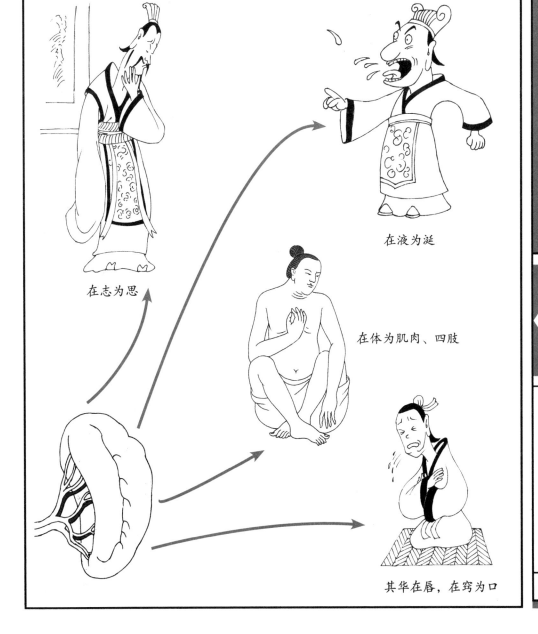

在志为思

在液为涎

在体为肌肉、四肢

其华在唇，在窍为口

肺在志为悲忧，在液为涕，在体为皮，其华在毛，在窍为鼻。

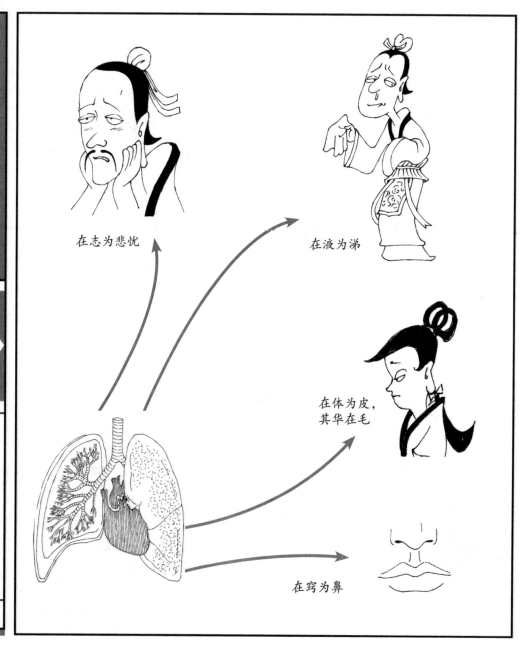

在志为悲忧

在液为涕

在体为皮，
其华在毛

在窍为鼻

图解大中医漫画丛书

一本就能看懂中医基础篇

肾在志为惊恐，在液为唾，在体为骨，其华在发，在窍为耳、二阴。

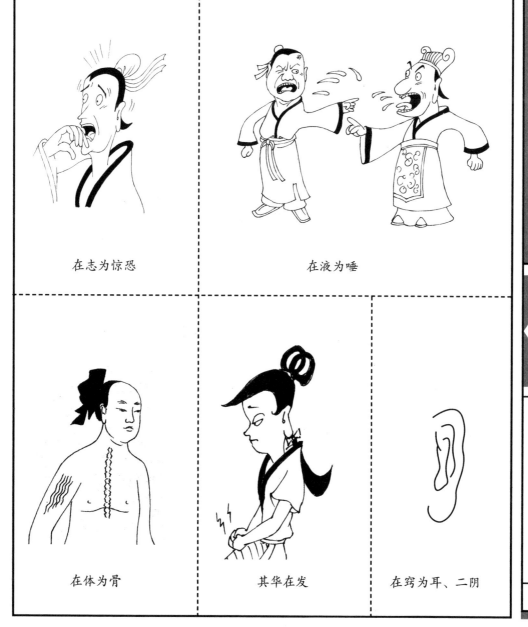

在志为惊恐

在液为唾

在体为骨

其华在发

在窍为耳、二阴

五脏的疾病辨证

心气虚

引发心气虚的具体病因有：1.年高脏器衰弱。2.风湿损伤心气。3.其他疾病转变（肺心病、心肌炎）。4.禀赋不足（先天性心脏病）。

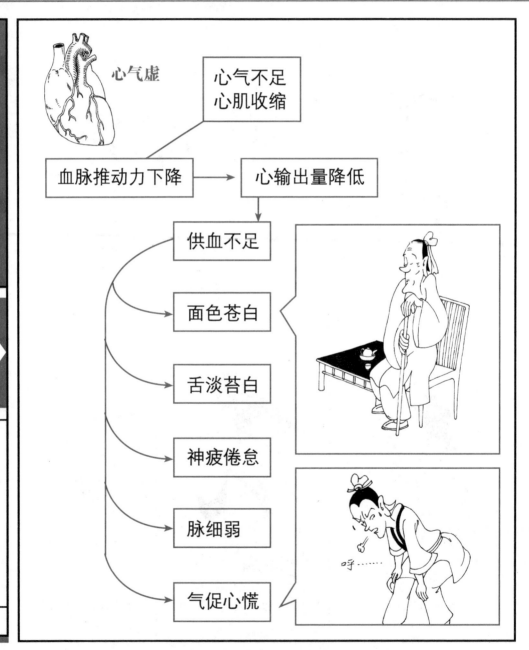

心气虚

心气不足
心肌收缩

血脉推动力下降 → 心输出量降低

供血不足

面色苍白

舌淡苔白

神疲倦怠

脉细弱

气促心慌

呼……

心阳虚

心阳虚，主要为交感——肾上腺系兴奋，分泌大量儿茶酚胺引起皮肤、黏膜及内脏小动脉收缩，并可引起心律失常。

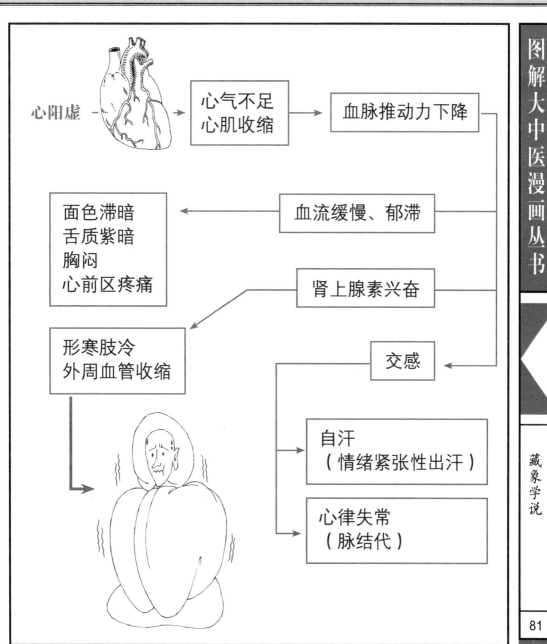

心阳虚脱

心阳虚脱兼见面色苍白或青灰，大汗淋漓，四肢厥冷，呼吸微弱，脉微欲绝，甚至神志模糊与昏迷。

图解大中医漫画丛书

一本就能看懂中医基础篇

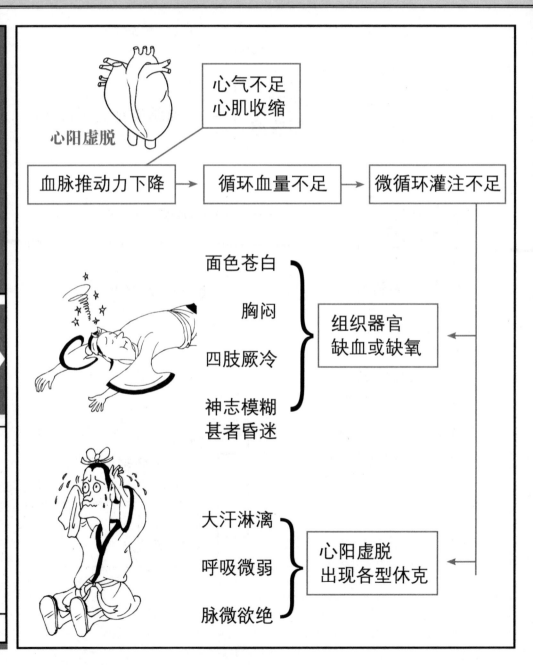

心阳虚脱

心气不足
心肌收缩

血脉推动力下降 → 循环血量不足 → 微循环灌注不足

面色苍白
胸闷
四肢厥冷
神志模糊
甚者昏迷
组织器官
缺血或缺氧

大汗淋漓
呼吸微弱
脉微欲绝
心阳虚脱
出现各型休克

心血虚

　　导致心血虚的原因有多种，例如血生化不足、继发失血、阴血暗耗等。如此，则心血不能充实血脉，亦不能荣养于上，所产生的具体病征有：眩晕健忘、失眠多梦、面色苍白、唇舌色淡、心悸、脉细快等。

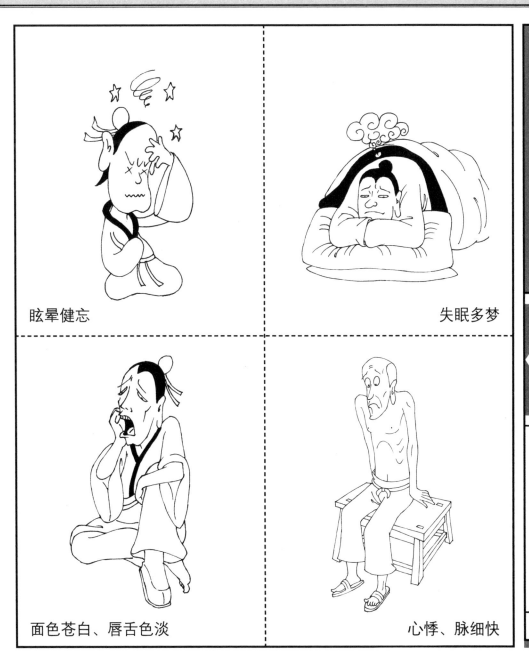

眩晕健忘

失眠多梦

面色苍白、唇舌色淡

心悸、脉细快

藏象学说

心阴虚

　　导致心阴虚的具体病因如下：1.热病伤阴，津液亏耗。2.体质素虚。3.虚火内扰。津液耗伤，使细胞外液减少，故出现口咽干燥，舌红少津，脉细数。心阴虚则心阳偏亢（自主神经功能失调），出现五心烦热、盗汗、低热。

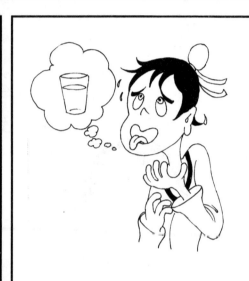

口咽干燥、舌红少津

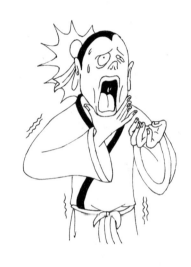

心胸烦热、手足心热

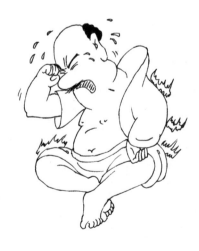

低热盗汗

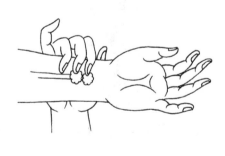

脉细数

心火上炎

中医认为，心火上炎的病因有三：1.情志郁结化火，即与精神因素有关。2.六淫内郁：泌尿系感染、复发性口腔炎等征都由生物性病原体引起，泌尿系统结石与泌尿系感染相关，可互为因果。3.进食辛辣和温燥药物。

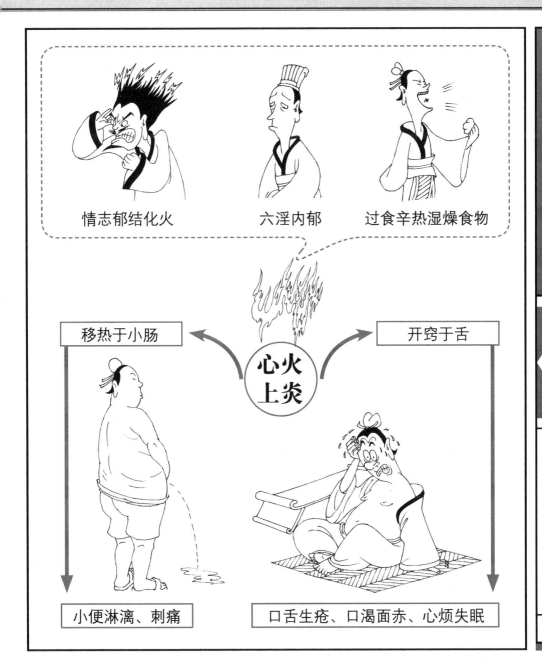

情志郁结化火　　六淫内郁　　过食辛热湿燥食物

移热于小肠　　心火上炎　　开窍于舌

小便淋漓、刺痛　　口舌生疮、口渴面赤、心烦失眠

藏象学说

心血瘀阻

中医学认为心血瘀阻的具体病因如下：1.继发于心气或心阳亏虚。2.情志内伤或劳倦、受寒。3.过嗜肥腻，进食过多高脂食物是血脂升高、胆固醇、甘油三酯沉积冠状动脉形成"痰浊凝聚"的重要原因。

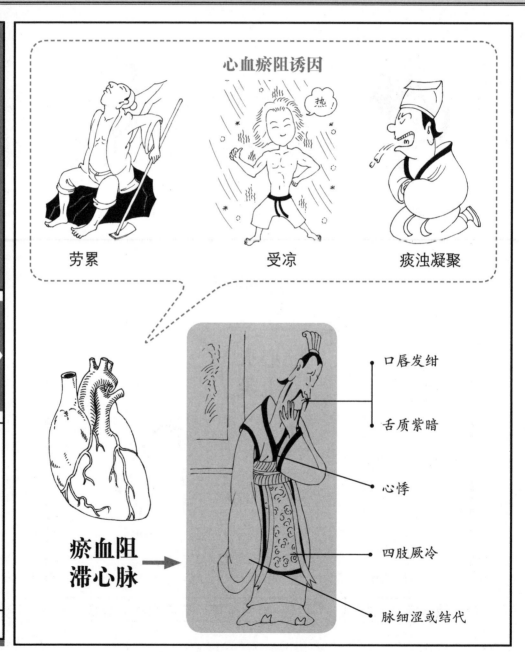

心血瘀阻诱因

劳累　　　　受凉　　　　痰浊凝聚

瘀血阻滞心脉

口唇发绀

舌质紫暗

心悸

四肢厥冷

脉细涩或结代

痰火扰心

中医学认为，痰火扰心的具体病因如下：1.情志不舒。2.气机不舒，郁而化火，灼津成痰。3.外感热病。中医学表明：上述病因都能"灼津成痰，痰与火结，内扰心神"。

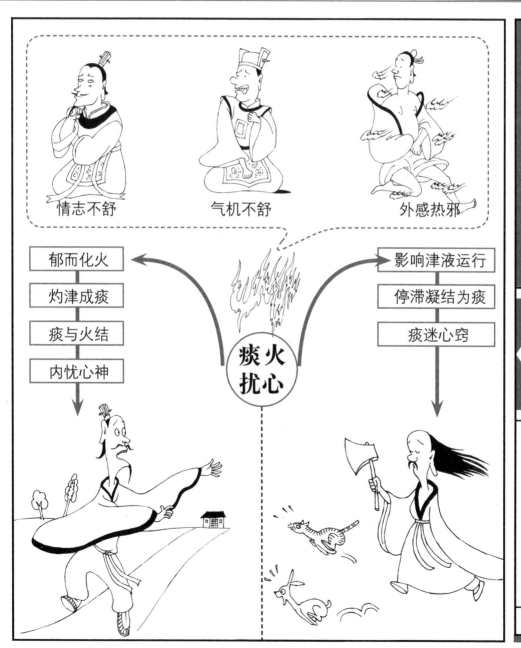

邪热内陷

　　热邪入侵，随着热邪日趋亢盛，热邪则深入心营，心神被扰，则会出现高热烦躁、神昏谵语、昏厥不语等病症。

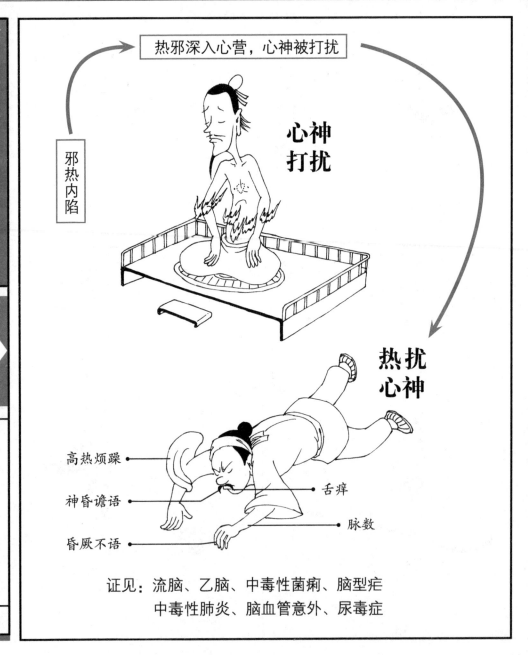

热邪深入心营，心神被打扰

心神打扰

邪热内陷

热扰心神

高热烦躁
神昏谵语
昏厥不语

舌痒
脉数

证见：流脑、乙脑、中毒性菌痢、脑型疟
中毒性肺炎、脑血管意外、尿毒症

图解大中医漫画丛书

一本就能看懂中医基础篇

肝血不足

中医认为：肝血不足不能上荣头面及濡养肢体筋脉，是血海空虚所致。病因病机：肝血不足病因有三：1.出血：血液丢失过多。2.生血不足。3.久病耗伤肝血。

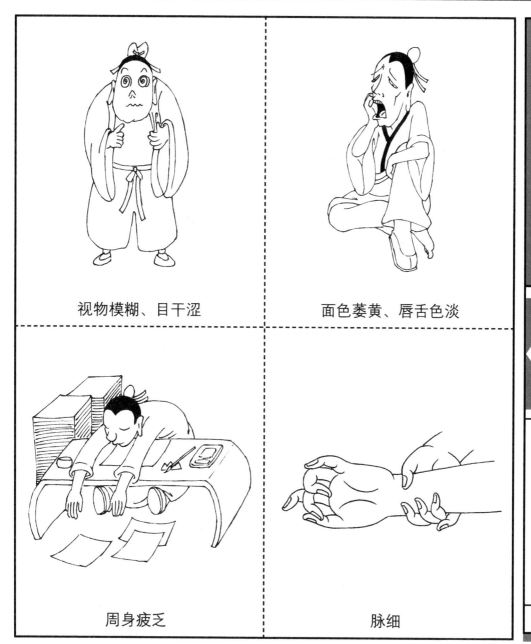

视物模糊、目干涩

面色萎黄、唇舌色淡

周身疲乏

脉细

藏象学说

肝阳上亢

肝阳上亢的病因如下：1.慢性疾病耗损肝肾阴液，肝阴不足则肝阳上亢。2.郁怒焦虑，持续的紧张心情和长期的内心矛盾等精神因素超过了神经系统的耐受阈限，大脑皮层功能失调，这种失调波及内分泌及自主神经出现功能紊乱。3.劳倦所伤。

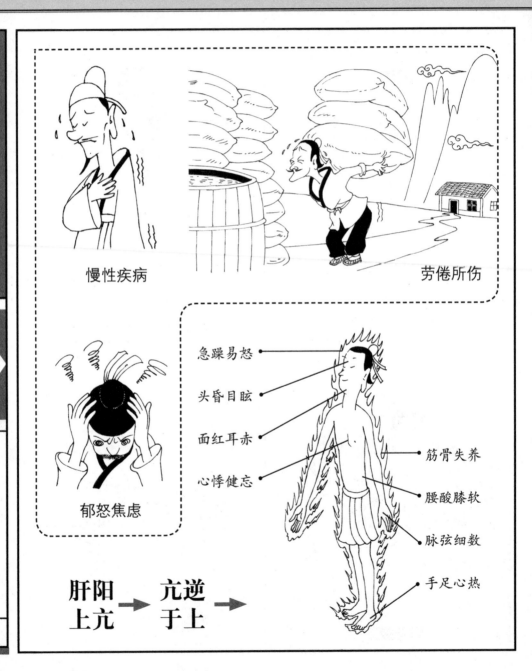

慢性疾病

劳倦所伤

急躁易怒

头昏目眩

面红耳赤

心悸健忘

筋骨失养

腰酸膝软

脉弦细数

手足心热

郁怒焦虑

肝阳 → 亢逆 →
上亢　 于上

肝胆湿热

　　肝胆湿热的病因如下：1.感受湿热之邪。2.多食肥腻、酗酒。酗酒能损伤肝脏，可导致中毒性肝炎。中医学认为是"肝胆湿热内蕴，疏泄功能失常，胆汁不循常道，外溢肌肤"所致。

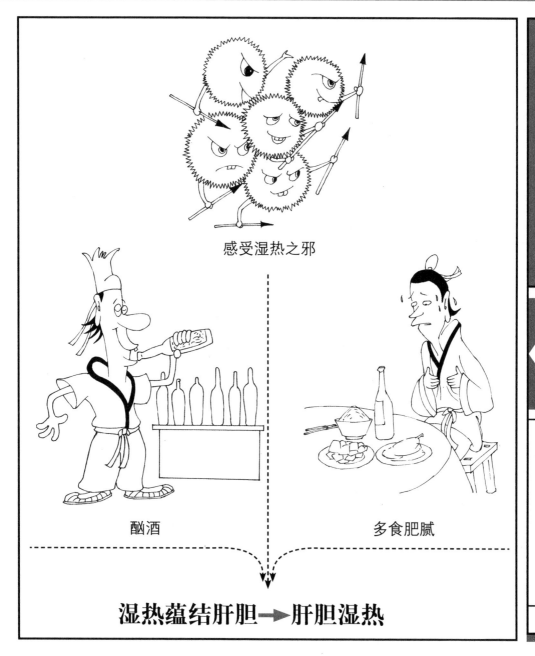

感受湿热之邪

酗酒

多食肥腻

湿热蕴结肝胆 ➡ 肝胆湿热

肝疏泄失常

　　肝气郁结的具体病因如下：1.外感湿热：临床可见慢性肝炎、早期肝硬化、慢性胃炎等。②情志郁结：紧张、忧伤、焦虑等精神刺激持续存在，引起大脑皮层兴奋、抑制失调和神经、体液调节紊乱。

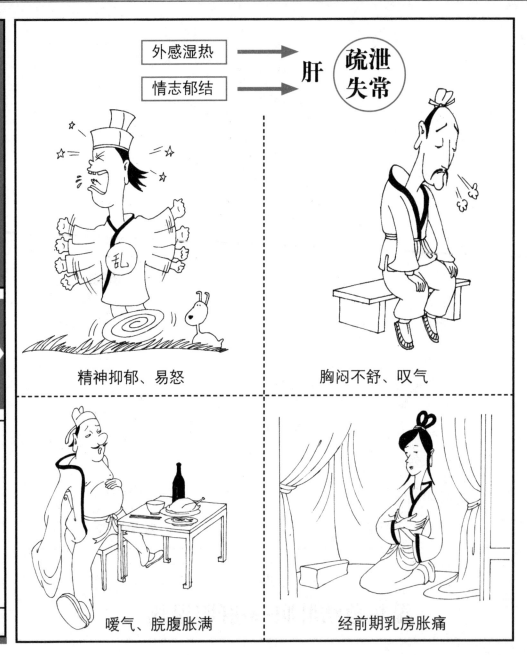

精神抑郁、易怒

胸闷不舒、叹气

嗳气、脘腹胀满

经前期乳房胀痛

图解大中医漫画丛书

一本就能看懂中医基础篇

肝风内动，肝阳化风

本证具体病因病机如下：眩晕是中医内风的一个重要证候。《至真要大论》说"诸风掉眩，皆属于肝"，认为是由肝功能失调而发生的。而本证的重要特征如：眩晕、头痛，肢体麻木或震颤，猝然昏倒，脉数，口眼㖞斜、舌强不语等。

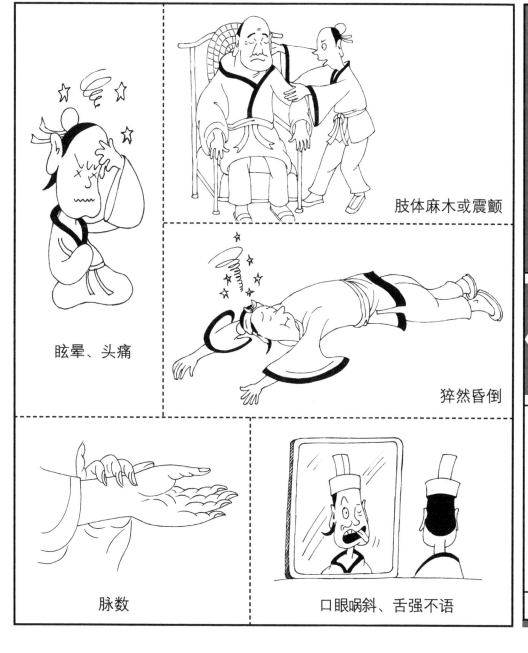

肝体麻木或震颤

眩晕、头痛

猝然昏倒

脉数

口眼㖞斜、舌强不语

胆郁痰扰

　　胆郁痰忧的临床表现为：恶心呕吐、舌苔滑腻、易惊善恐、虚烦不寐、脉弦滑等症状。上述出现的疾病，中医认为是"胆郁气滞，痰浊上扰"或情志郁结，气郁痰生，痰热内扰，导致胆失疏泄，冒失降胃所致。

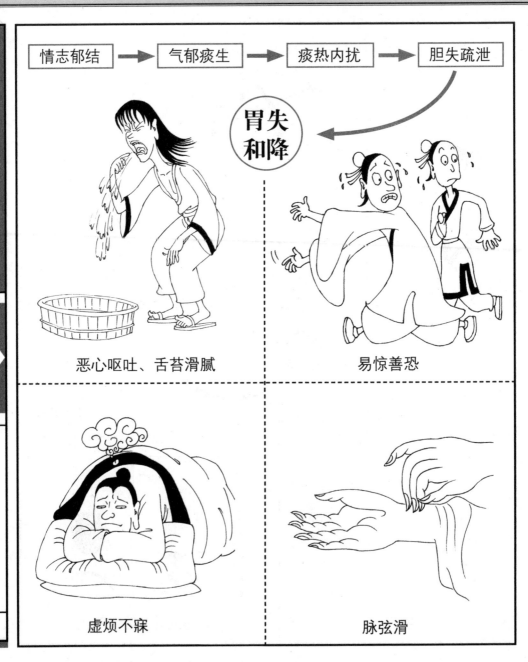

情志郁结 → 气郁痰生 → 痰热内扰 → 胆失疏泄

胃失和降

恶心呕吐、舌苔滑腻

易惊善恐

虚烦不寐

脉弦滑

图解大中医漫画丛书

一本就能看懂中医基础篇

损伤脾气

损伤脾气的具体病因有：过度劳倦、饮食不节或吐泻太过所导致。脾气耗损，则会导致其运化功能失常，使气血生化不足，从而产生相应的病理。

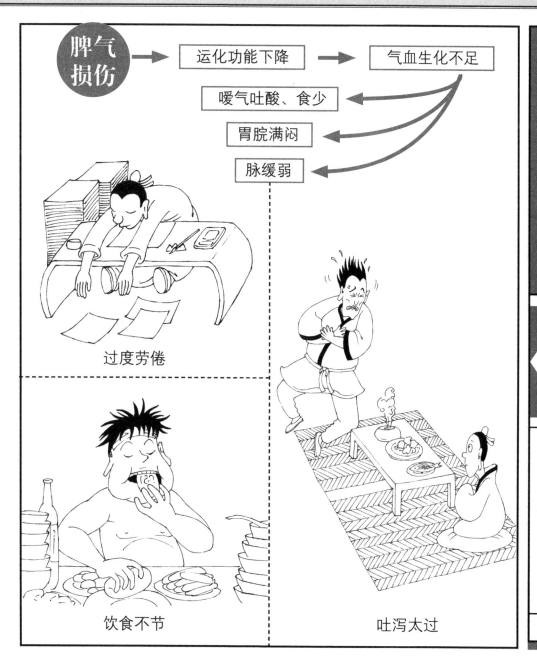

图解大中医漫画丛书

藏象学说

脾气虚弱

　　引起本证的病因有：1.饮食失调。2.过度劳倦，指精神或体力劳倦。3.吐泻太过。3.其他原因如肝病乘脾犯胃，如慢性肝炎会出现上述诸证候。上述诸病因均能损伤脾气，运化功能减退产生一系列气血生化不足表现。脾气虚弱的具体症状如下：

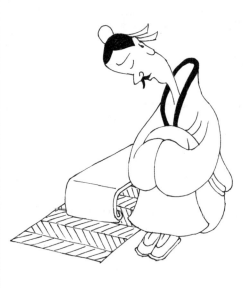

面色萎黄、少气懒言

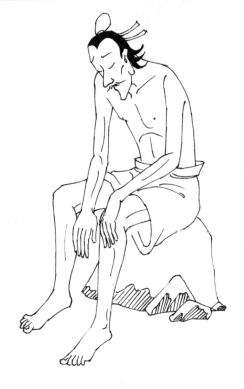

嗳气吐酸、食少、舌淡苔白

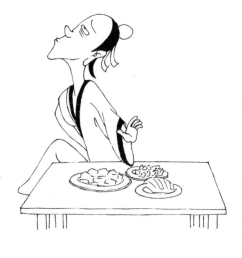

肌肉消瘦、四肢倦怠、胃脘满闷

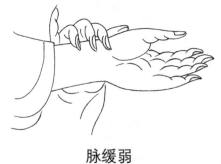

脉缓弱

脾气下陷

又称中气下陷，气虚下陷。中医认为脾气主升，有提升各脏腑功能，使脏腑保持在一定的位置而不下垂，若脾气不升，就会出现内脏下垂，如胃下垂、子宫脱垂、内脏下垂、脱肛等证。

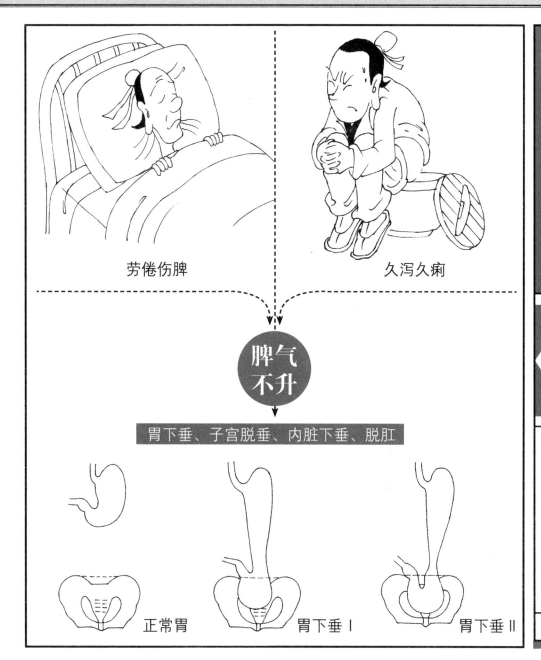

劳倦伤脾　　　　　　　久泻久痢

脾气不升

胃下垂、子宫脱垂、内脏下垂、脱肛

正常胃　　　　胃下垂 I　　　　胃下垂 II

脾气不升

脾气不升主要证候为：头目昏花、少气；脘腹重坠，食入则胀；便意频数，语言低怯，气短乏力等。

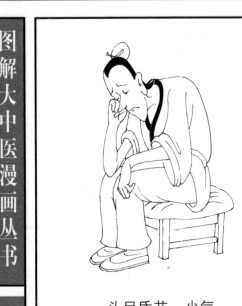

头目昏花、少气

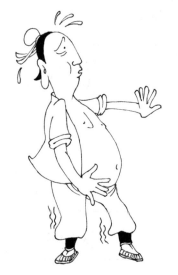

脘腹重坠，食入则胀

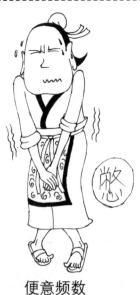

便意频数

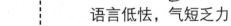

语言低怯，气短乏力

脾虚水肿

　　中医学表明：脾虚水肿的病因有：1.久病伤脾：长期卧病在床，因而损伤脾阳，脾不健运，水湿外溢，从而引起全身浮肿。2.饮食生冷，饮食生冷易出现胃肠功能紊乱，引起脘腹胀满、腹泻等症状。

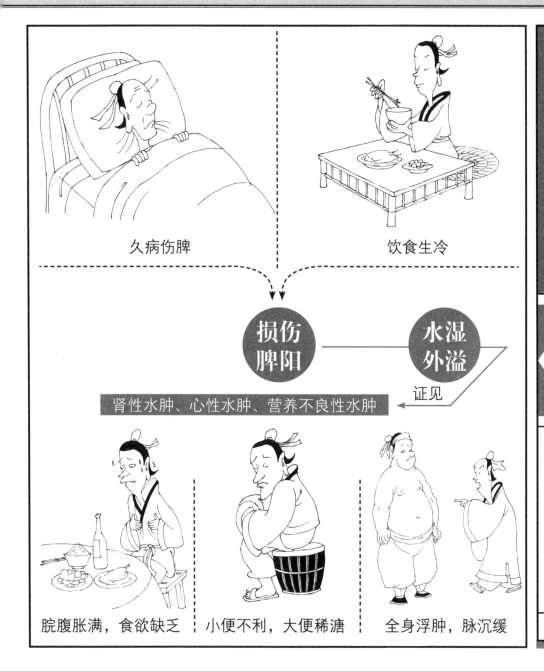

久病伤脾　　　　　　　　饮食生冷

损伤脾阳　　水湿外溢

证见

肾性水肿、心性水肿、营养不良性水肿

脘腹胀满，食欲缺乏　　小便不利，大便稀溏　　全身浮肿，脉沉缓

藏象学说

脾不统血

　　中医学认为：在生理状态下，脾能统摄或制约血液，使血液流行于脉管之中，而不溢出脉管之外，称为脾统血。如果脾的功能不足，则血液溢出脉管之外而造成出血，即所谓"脾不统血"。具体症候：面色苍白，少气懒言；舌质淡，脉细弱；食少，腹满等。

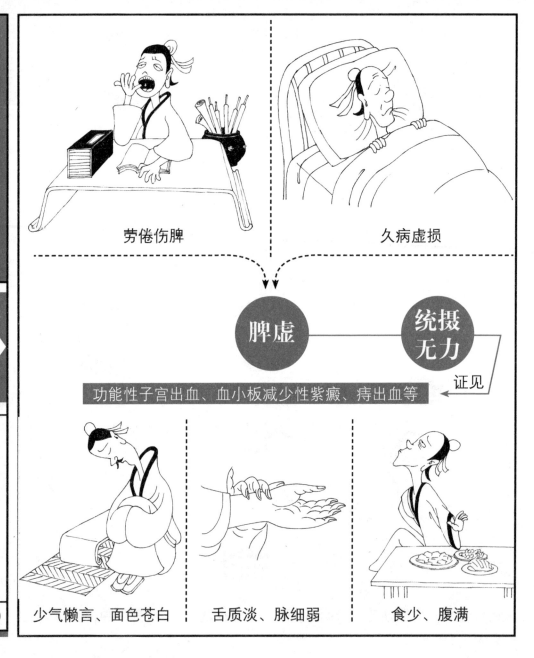

劳倦伤脾　　　　　　　　　久病虚损

脾虚　　　统摄无力

证见

功能性子宫出血、血小板减少性紫癜、痔出血等

少气懒言、面色苍白　　　舌质淡、脉细弱　　　食少、腹满

图解大中医漫画丛书

一本就能看懂中医基础篇

风寒束肺

　　此证多由外感风寒侵袭肺系所致。其具体病征有：咳嗽气喘、痰稀色白，鼻塞、流清涕、口不渴，苔薄白、脉浮紧等。

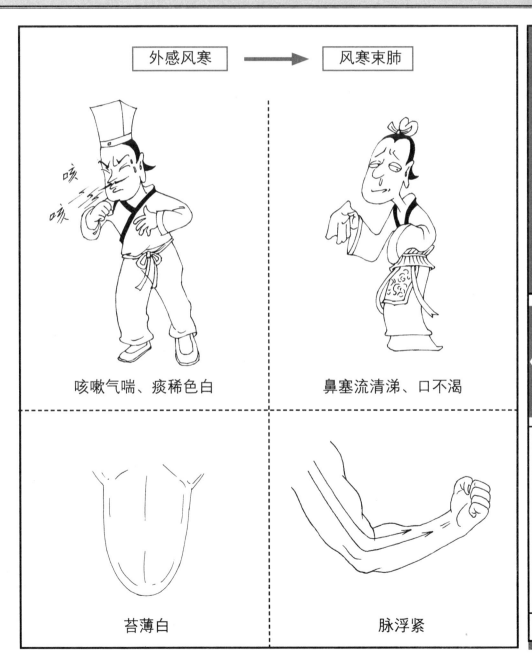

热邪壅肺

因外感温热之邪或外感风寒，郁而化热，或热盛肉腐成脓所致。其具体病征如下：恶寒发热、头痛，咳嗽喘促、黏稠黄痰、咽痛口渴，脉浮或滑数，胸痛等。

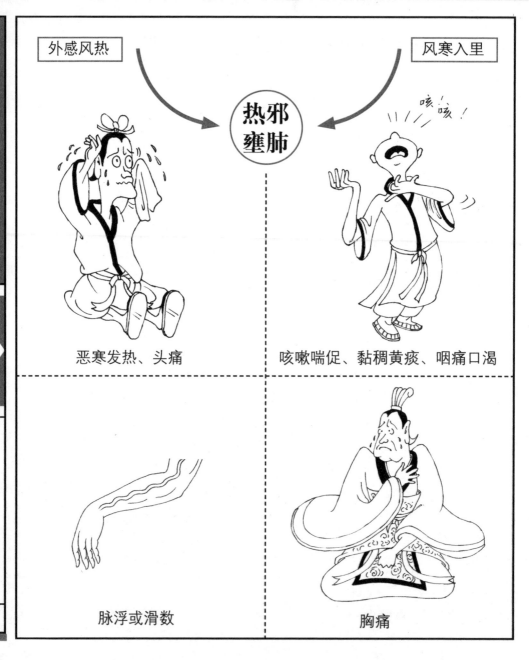

痰浊阻肺

此证中医认为系因长期咳嗽，或感受风寒湿邪，致肺失宣降，肺津停聚为痰湿所致。其具体病征有：舌苔白腻、咳嗽痰多且黏稠、气短或气喘、胸部满闷等。

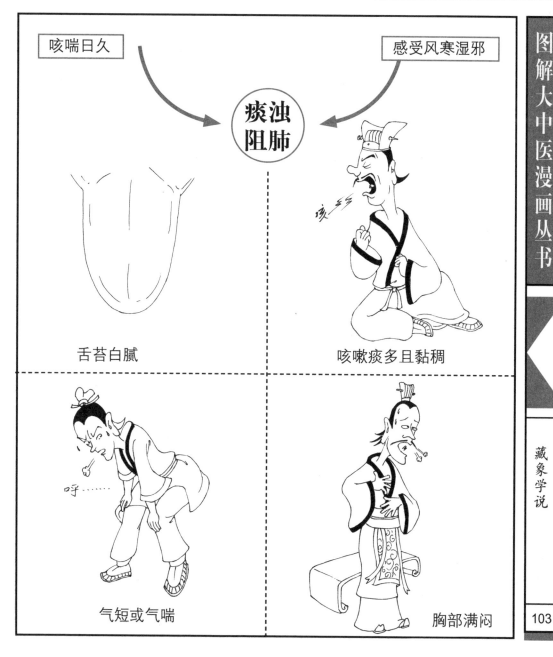

咳喘日久

感受风寒湿邪

痰浊阻肺

舌苔白腻

咳嗽痰多且黏稠

气短或气喘

胸部满闷

藏象学说

燥邪伤肺

　　中医认为本证由燥邪伤肺，津液受伤，导致出现干咳无痰、痰少而黏、口鼻舌干燥等少津的表现。

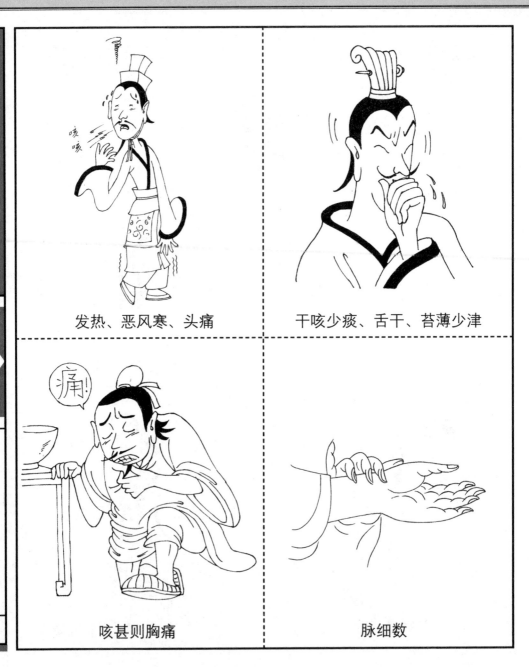

发热、恶风寒、头痛

干咳少痰、舌干、苔薄少津

咳甚则胸痛

脉细数

肺阴虚

中医学认为，本证多因劳损所伤，或因久咳耗伤肺阴所致。因肺的阴津不足，失其清润肃降之机和热伤肺络，从而会出现呼吸系统的病症。

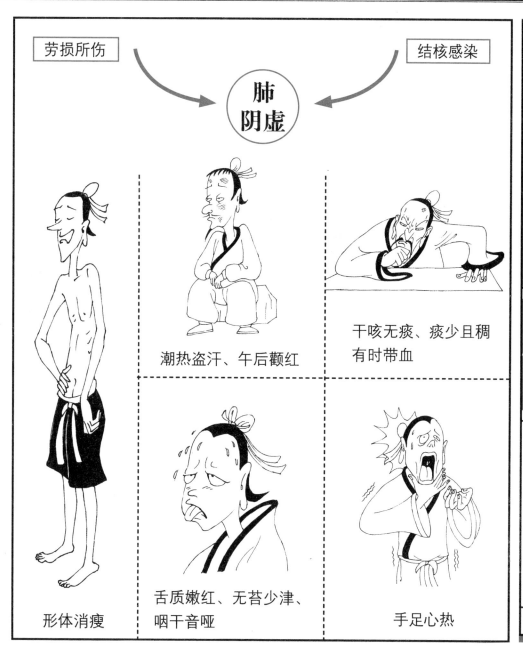

劳损所伤

结核感染

肺阴虚

潮热盗汗、午后颧红

干咳无痰、痰少且稠有时带血

形体消瘦

舌质嫩红、无苔少津、咽干音哑

手足心热

肺气虚

本证多因久咳久喘耗伤肺气，或因气之化生不足，以致其主气的功能减弱所致。因肺的呼吸运动是由宗气来推动的。宗气不足，推动心脉无力则出现倦怠无力，面色苍白，脉虚弱。肺气虚亏，胸廓呼吸运动变小，则有呼吸气短，声音低怯，"肺气主降"，肺气不足则上逆，而出现咳嗽，喘气等病征。

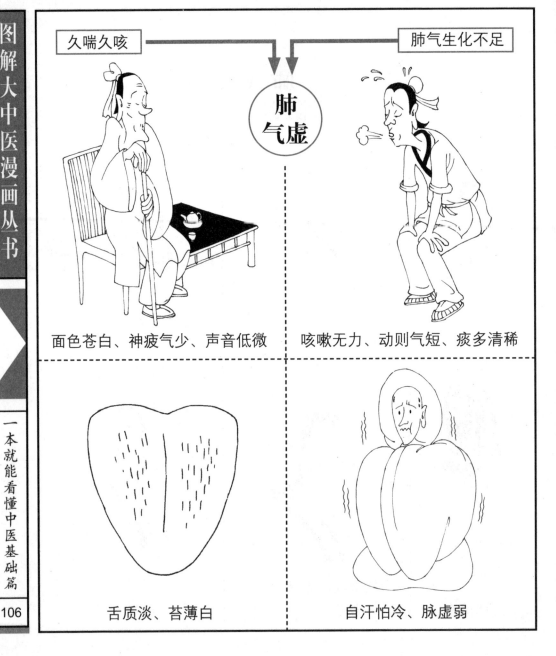

久喘久咳 → 肺气虚 ← 肺气生化不足

面色苍白、神疲气少、声音低微

咳嗽无力、动则气短、痰多清稀

舌质淡、苔薄白

自汗怕冷、脉虚弱

图解大中医漫画丛书

一本就能看懂中医基础篇

肾阴虚

　　肾阴虚，又称肾水不足，肾阴为一身阴液之根本，有滋养形体脏腑、生髓充骨养脑、抑制阳亢火动、维持正常生长发育、生殖等功能活动。导致本证的具体原因如：1.房事不节，耗伤肾精；2.久病伤肾；3.失血伤津；4.过服温燥劫阴之品；5.情志内伤，暗耗肾阴所致。

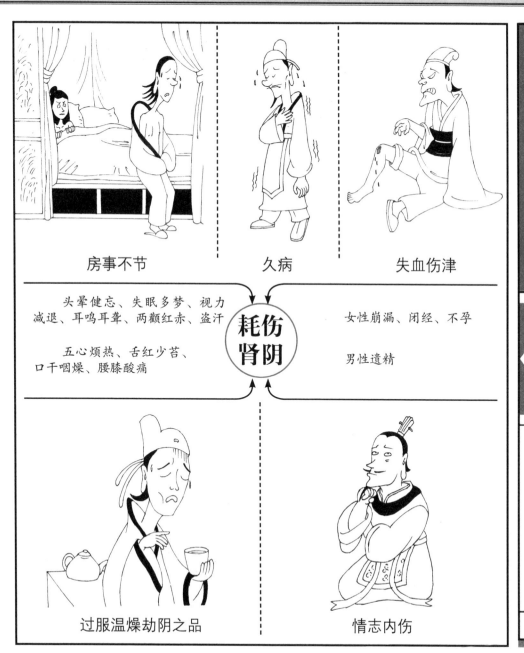

房事不节　　　　久病　　　　失血伤津

头晕健忘、失眠多梦、视力减退、耳鸣耳聋、两颧红赤、盗汗

五心烦热、舌红少苔、口干咽燥、腰膝酸痛

耗伤肾阴

女性崩漏、闭经、不孕

男性遗精

过服温燥劫阴之品　　　情志内伤

肾阳虚

　　肾阳虚，又称命门火衰，肾阳为一身阳气之根本，具温煦形体，卫阳固表，蒸化水液，促进发育、生殖等功能。肾阳虚衰，则温煦失职；气化无权，则出现形寒肢冷，面色淡白，神疲健忘及性功能衰减，出现阳痿、不孕等病症。

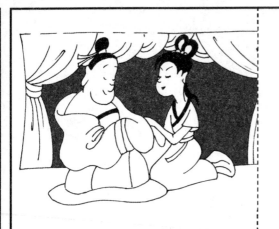

房事不节

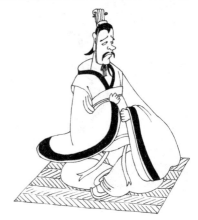

素体虚弱

耗伤肾阳

　　肾阳虚：面色苍白、头昏耳鸣、苔白质淡、神疲倦怠、形寒肢冷、腰膝酸软、脉沉迟而弱。男性阳痿；女性宫寒不孕。

　　证见：甲状腺功能减退、性神经衰弱、慢性肾炎、支气管哮喘、糖尿病、尿崩症、遗尿。

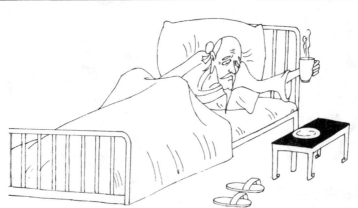

年老久病

图解大中医漫画丛书

一本就能看懂中医基础篇

肾气不固

　　肾与膀胱互为表里，肾形成尿液，下注于膀胱贮藏。中医学认为：没有肾的"气化"，膀胱则无法完成排泄尿液。当肾气不固，膀胱失约，则出现小便失禁、尿后余沥、夜尿、遗尿、尿频等症。

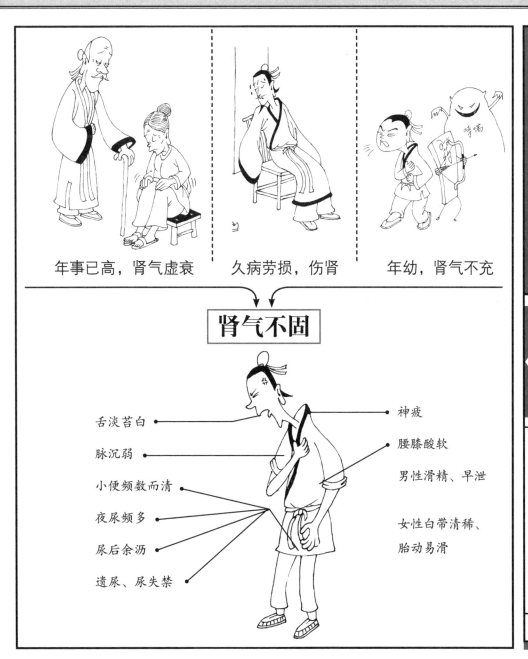

图解大中医漫画丛书

藏象学说

肾不纳气

中医有"肺主呼气，肾主纳气"的说法，认为呼吸虽为肺所主，但吸入之气，必须下及于肾，由肾气为之摄纳，若久病或过渡房劳损伤肾气，则气失摄纳出现呼气性呼吸困难为主的临床证候。究因归结于肾虚阳衰、卫表不固或阳气不能化水行气所致。

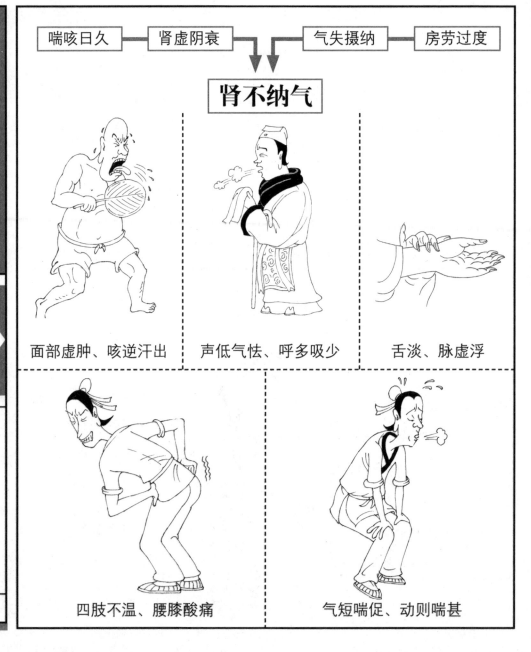

肾虚水泛

中医认为：人体的水液通过胃的受纳，脾的传输，肺的输布，通过三焦（水的通道）清者运行至脏腑，浊者化为汗和尿液排出体外，无一例外地需要肾气作用。肾主水液，如果肾阳不足，则不利于膀胱气化作用，小便量少，水湿泛滥成水肿。

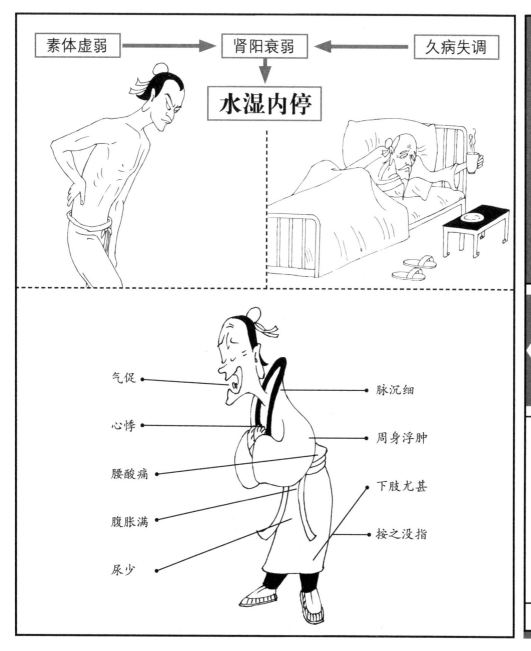

六腑的特性与功能

小肠主消化，分清别浊
大肠传导糟粕，主津液
胃接受和腐熟食物，主通降

图解大中医漫画丛书

一本就能看懂中医基础篇

小肠特性与功能

接受胃所消化的食物，并分清别浊。

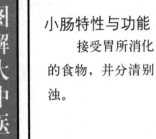
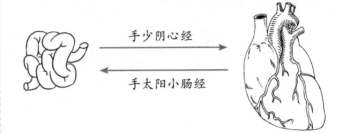

手少阴心经

手太阳小肠经

大肠特性与功能

传导糟粕，主津液。

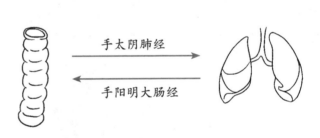

手太阴肺经

手阳明大肠经

胃特性与功能

接受和腐熟食物，主通降，向下传递食物。

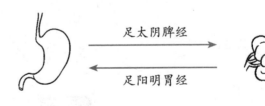

足太阴脾经

足阳明胃经

胆储存和排泄胆汁；胆气主升

膀胱储存和排泄尿液；协同肾脏进行气化作用

三焦主全身气机和水谷之精气运行的通道

胆特性与功能

　　储存和排泄胆汁；胆气主升。

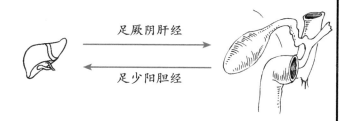

足厥阴肝经

足少阳胆经

膀胱特性与功能

　　储存和排泄尿液；协同肾脏进行气化作用。

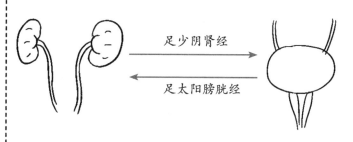

足少阴肾经

足太阳膀胱经

三焦功能

　　主全身气机和水谷之精气运行的通道。

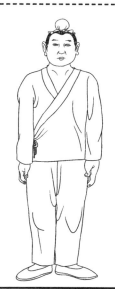

三焦为孤腑

六腑疾病辨证

胆汁排泄障碍

胆汁排泄障碍的具体病因有：1.肝失疏泄；2.情志所伤；3.湿热或痰阻中焦所致。具体表现症状为：口苦、胁痛、黄疸以及脾胃不舒等。

图解大中医漫画丛书

一本就能看懂中医基础篇

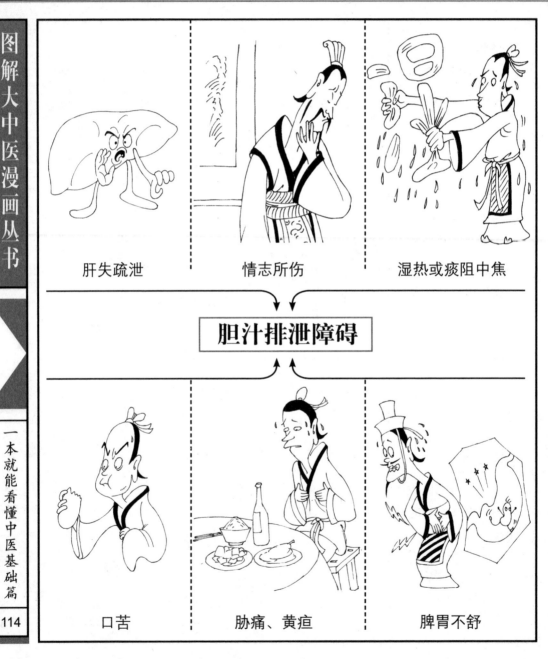

肝失疏泄　　　　　情志所伤　　　　　湿热或痰阻中焦

胆汁排泄障碍

口苦　　　　　胁痛、黄疸　　　　　脾胃不舒

小肠分清别浊功能失调

小肠分清别浊功能失调的具体病因为：当体内出现湿热、痰饮或饮食不洁时，均会导致小肠分清别浊功能失调。具体表现症状为：口舌糜烂、腹泻便溏、腹胀、腹痛、尿赤黄、灼热疼痛等。

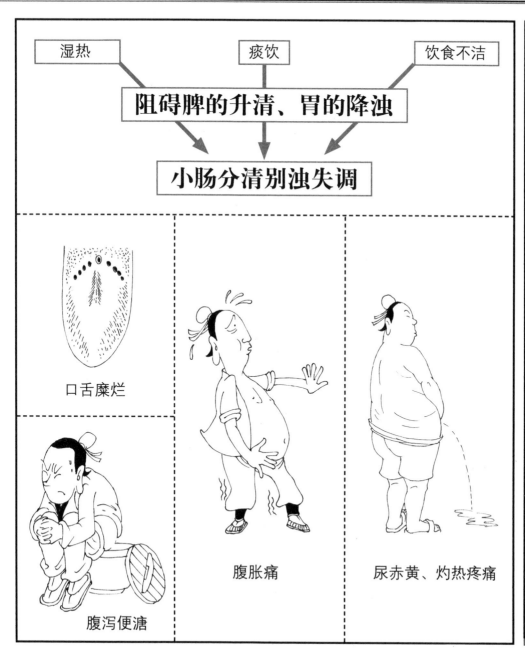

大肠传导功能失调

大肠与肺互为表里。肺气肃降、津液四布，则濡养大肠、传导糟粕正常。如肺热壅盛、津液不能下达，则大肠传导不及，会引起发热、咳痰、喘息、大便秘结等症状。如大肠实热，则腑气不能，必会累及肺失肃降，从而出现胸满、喘逆等症状。

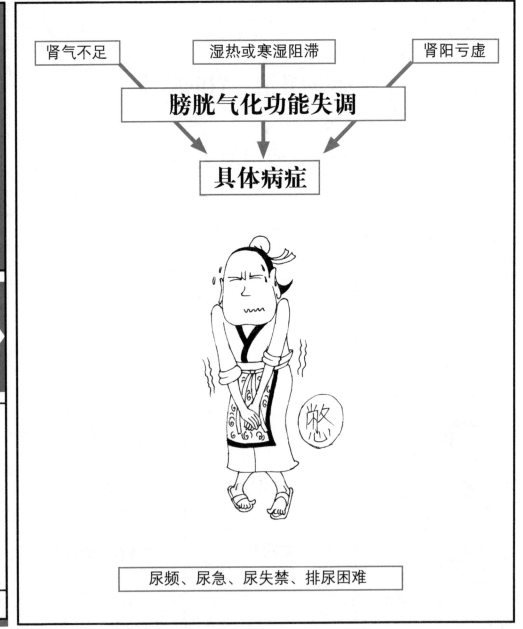

尿频、尿急、尿失禁、排尿困难

当脾胃运化功能失常、体内出现湿热或寒湿阻滞，肠液枯涸时均会导致大肠传导功能失调。其具体表现症状为：里急后重、小便短赤、便秘等。

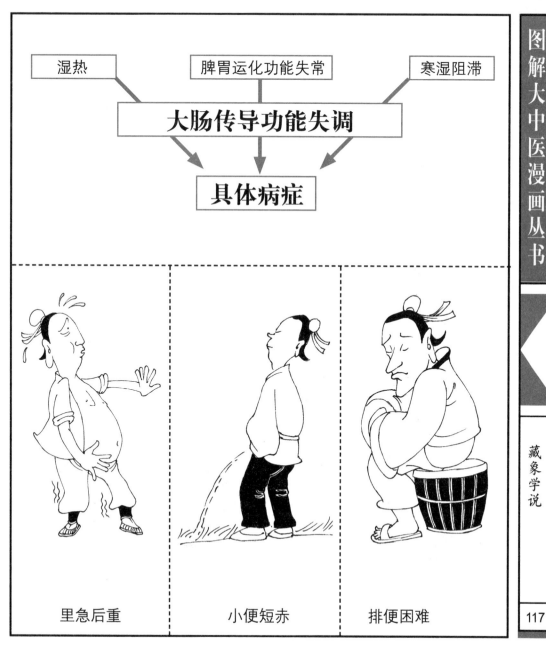

湿热　　脾胃运化功能失常　　寒湿阻滞

大肠传导功能失调

具体病症

里急后重　　小便短赤　　排便困难

胃气化功能失调

　　当体内出现胃气虚、胃热、胃阴虚、胃寒时均会导致胃气化功能失调。其具体表现症状为：食欲下降、恶心、腹胀、腹冷痛、牙龈肿痛、大便燥结、口渴等。

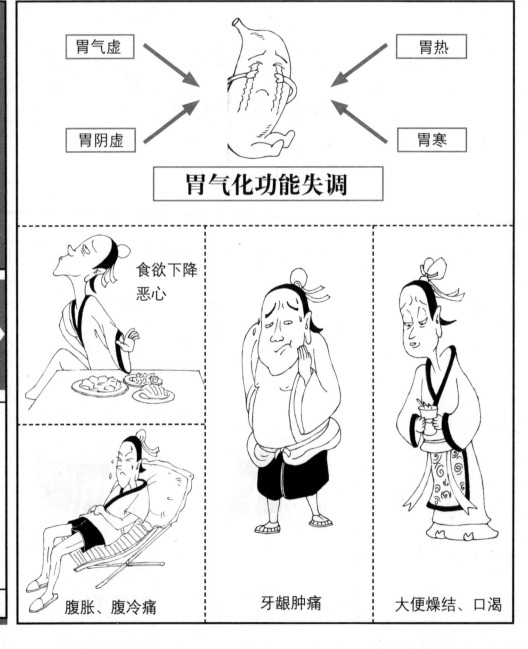

食欲下降
恶心

腹胀、腹冷痛

牙龈肿痛

大便燥结、口渴

图解大中医漫画丛书

一本就能看懂中医基础篇

三焦外感湿邪

湿属阴邪，性质重浊而黏腻，它能阴滞气的疾动，阻碍脾的运化。清代温病学家吴鞠通将人体分为"上、中、下"三焦。人体营养物质的吸收、废物的代谢都在三焦这个大场所完成。如果体内出现湿邪便会导致三焦不通，则阻碍人体气机运行，从而引发疾病的产生。

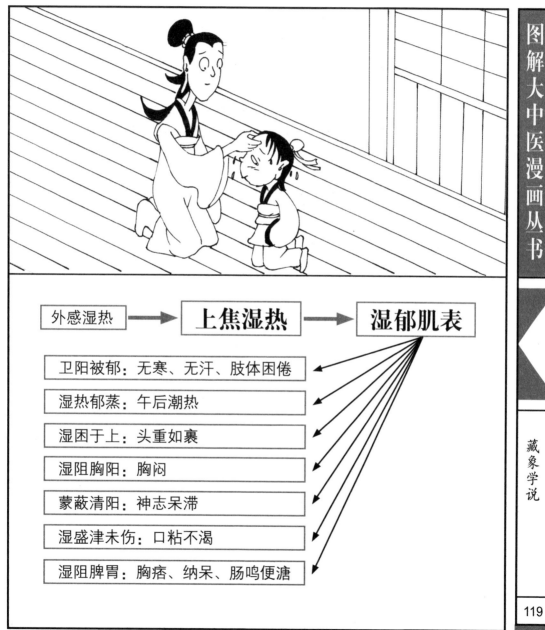

当外感湿热入侵中焦，则会湿伤脾胃，其具体病征有：身热不扬、午后热甚，汗出热减，胸脘痞闷、呕亚不饥不食等。

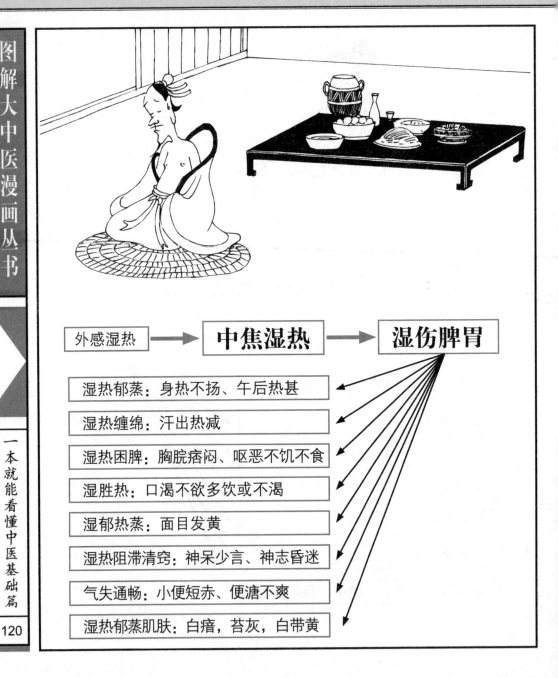

一本就能看懂中医基础篇

外感湿热 ➡ **中焦湿热** ➡ **湿伤脾胃**

湿热郁蒸：身热不扬、午后热甚

湿热缠绵：汗出热减

湿热困脾：胸脘痞闷、呕恶不饥不食

湿胜热：口渴不欲多饮或不渴

湿郁热蒸：面目发黄

湿热阻滞清窍：神呆少言、神志昏迷

气失通畅：小便短赤、便溏不爽

湿热郁蒸肌肤：白㾦，苔灰，白带黄

外感湿热侵袭下焦，则会导致湿热阻滞大肠、膀胱。

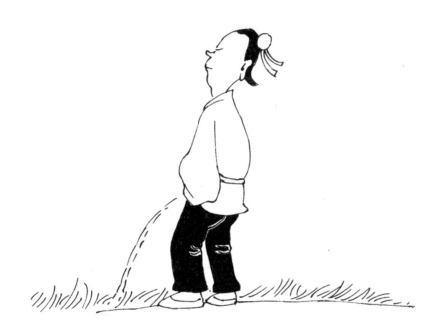

外感湿热 → **下焦湿热** → **湿热阻滞**

湿热阻滞大肠：腑气不通→大便不通、小腹硬满

湿热阻滞膀胱：气化失职→小便不通

湿热阻滞膀胱：湿聚于下，津不上承→渴不多饮

湿热阻滞膀胱：上蒙清窍→头胀昏沉

藏象学说

精、气、血、津液

　　精、气、血、津液是人体生命活动的物质基础，其运动变化规律也是人体生命活动的规律。精、气、血、津液的生成和代谢，有赖于脏腑经络受组织器官的生理活动，而脏腑经络及组织器官的生理活动，又必须依靠气的推动、温煦等作用。精、血、津液的滋养和濡润，因此，精、气、血、津液与脏腑经络及组织器官的生理和病理有着密切关系。

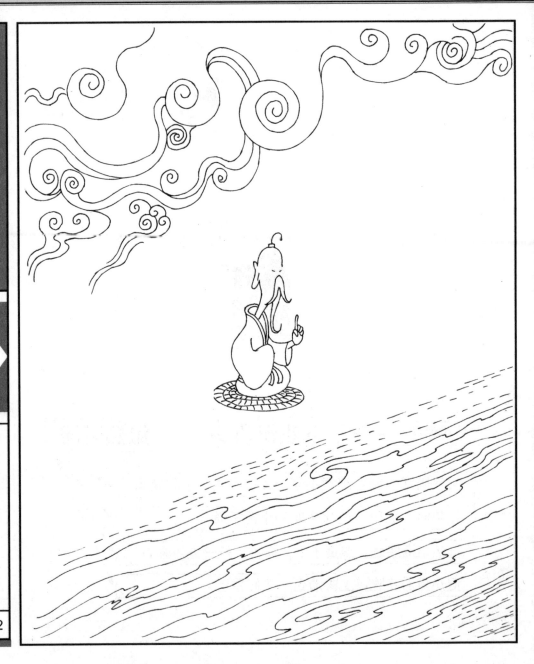

图解大中医漫画丛书

一本就能看懂中医基础篇

气、血、津液之间的关系

气、血、津液都是构成人体和维持人体生命活动的最基本物质。津液属阴，气属阳，气和津液的关系，与气和血的关系基本一样，同样是气能生津，气能行津，气能摄津，津能载气的关系。血和津液，都是液态物质，都具滋润和濡养作用，都来源于水谷精微物质，故有"津血同源"之说。

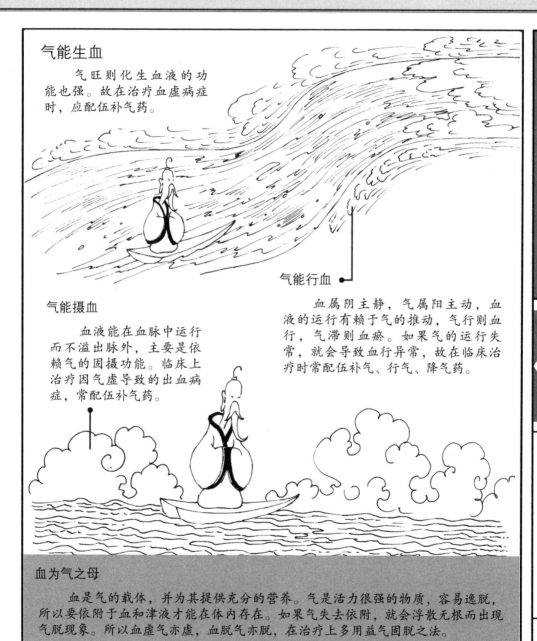

气能生血

气旺则化生血液的功能也强。故在治疗血虚病症时，应配伍补气药。

气能行血

血属阴主静，气属阳主动，血液的运行有赖于气的推动，气行则血行，气滞则血瘀。如果气的运行失常，就会导致血行异常，故在临床治疗时常配伍补气、行气、降气药。

气能摄血

血液能在血脉中运行而不溢出脉外，主要是依赖气的固摄功能。临床上治疗因气虚导致的出血病症，常配伍补气药。

血为气之母

血是气的载体，并为其提供充分的营养。气是活力很强的物质，容易逸脱，所以要依附于血和津液才能在体内存在。如果气失去依附，就会浮散无根而出现气脱现象。所以血虚气亦虚，血脱气亦脱，在治疗上多用益气固脱之法。

精的基本概念

　　精，是精微、精华之意。精是人体生命活动的原始物质，又是构成人体各脏腑组织的基本物质。

精的基本概念（狭义之精）

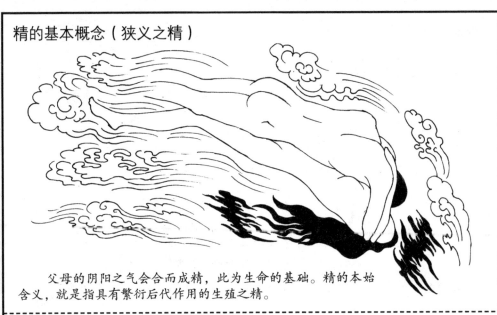

　　父母的阴阳之气会合而成精，此为生命的基础。精的本始含义，就是指具有繁衍后代作用的生殖之精。

精的基本概念（广义之精）

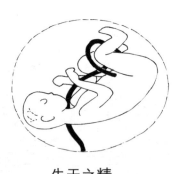

先天之精

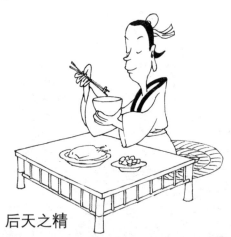

后天之精

　　从广义上讲，人体内的血、津液、髓以及水谷精微等一切物质，均属于精的广义范畴。一般说来，精概念的范畴，仅限于先天之精、水谷之精、生殖之精及脏腑之精，并不包含血、津液及髓。

先天之精与后天之精

人体先天之精与后天之精气虽来源不同，但两者相互依存，相互为用。

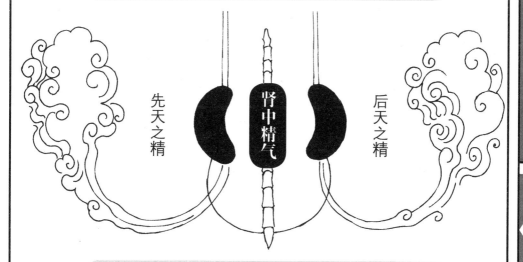

先天之精需后天之精的不断培育和充养，才能充分发挥其生理效应；后天之精则必需先天之精的活力资助，才能源泉不绝。先天与后天精气相辅相成，同归于肾，在肾中密切结合而组成肾中精气。

先天之精　　肾中精气　　后天之精

肾中精气的主要生理就是促进机体的生长、发育和逐步具备生殖能力，肾中精气的盛衰盈亏决定着机体的生、长、壮、老、已，肾精衰少与某些先天性疾病、生产发育不良、生殖功能低下和衰老密切相关。

生理上，精既是脏腑功能活动的物质基础，又是脏腑功能活动的产生，也是脏腑生理功能的激发和推动力。

病理上，精亏则生长发育迟缓，脏腑柔弱，功能活动减退；同时，脏腑功能不足，精气化生无力，又会使精气进一步亏耗。因此，精是生命的起始、机体生长发育和生殖的重要物质，是机体脏腑及其功能的物质基础，也是生命形成、维持的基本力量。

气的生成

气是人体内活动很强运行不息的极精微物质，也是构成人体和维持人体的生活活动最基本的物质之一。气既是人体赖以生存的具体物质，又是人体脏腑组织功能活动的总称。

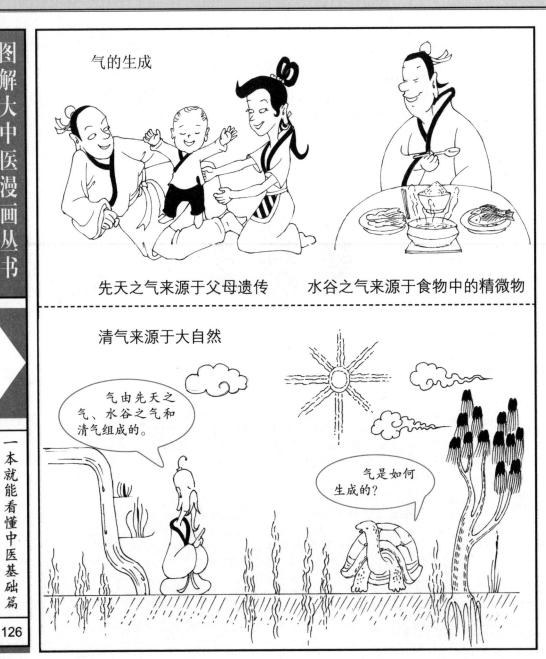

气的生成

先天之气来源于父母遗传　　　　水谷之气来源于食物中的精微物

清气来源于大自然

气的功能

气的生理功能主要体现在以下五个方面：如气化作用、防御作用、温煦作用、固摄作用。

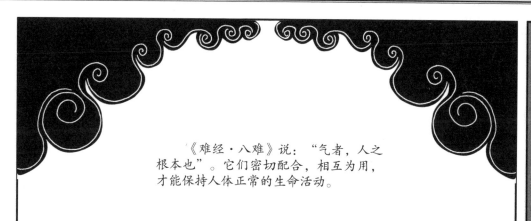

《难经·八难》说："气者，人之根本也"。它们密切配合，相互为用，才能保持人体正常的生命活动。

推动作用。人体的生长发育，各脏腑经络的生理活动，血液的生成与运行，津液的输布和排泄，都依赖气的激发。

温煦作用。即指气有熏蒸温煦的作用。是人体热量的来源，人体能维持正常的体温，是与气的温煦作用密切相关。

防御作用。气能护卫肌表，防御外邪侵犯，又能与入侵之病邪做斗争，若驱邪外出，则身体康复。

固摄作用。气的固摄作用，主要是对血、精、津液等液态物质具有防止其无故流失的作用。

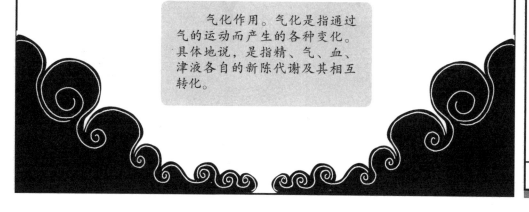

气化作用。气化是指通过气的运动而产生的各种变化。具体地说，是指精、气、血、津液各自的新陈代谢及其相互转化。

藏象学说

《难经·八难》说："气者，人之根本也"。它们密切配合，相互为用，才能保持人体正常的生命活动。

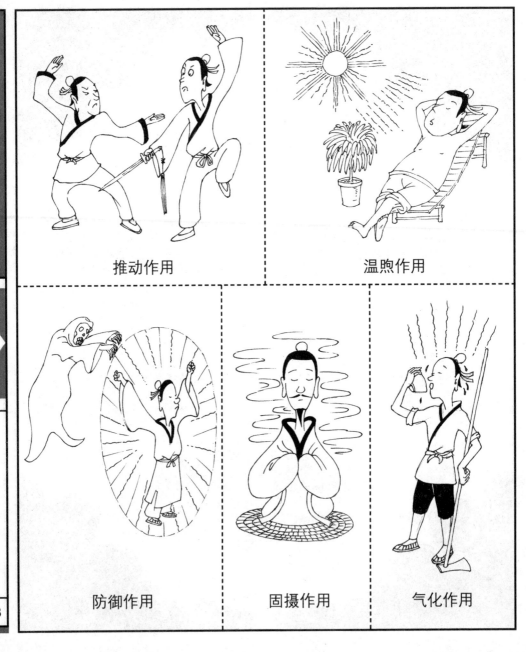

推动作用

温煦作用

防御作用

固摄作用

气化作用

气的种类与分布

人体之气循行于全身，无处不到。由于其主要组成部分、分布部位和功能特点不同，而又有各种不同的名称。

元气

元气是人体生命活动的原动力。元气来源于肾中的先天之精，并受后天水谷精气不断补充和培养。元气的功能是推动和促进人体的生长发育，温煦和激发各组织器官的生理活动。元气是维持人体生命活动的最基本的物质。

宗气

宗气由肺吸入的清气和脾胃运化的水谷精气相结合而生成。宗气的功能之一，是上走息道以行呼吸；功能之二，是贯注心脉以行气血。肺的呼吸功能和心脏运动血液的功能与宗气关系密切。

营气

营气是在血脉中能营养全身的气，由脾胃中运化的后天水谷精气所化生。营气的功能为营养全身和化生血液。

卫气

卫气即具有保卫作用的气。卫气的功能包括护卫肌表，防御外邪入侵；调节控制汗孔的开合和汗液的排泄，维持体温的恒定。

元气　宗气

元气的功能是推动和促进人体的生长发育，温煦和激发各组织器官的生理活动。肺的呼吸功能和心脏运动血液的功能与宗气关系密切。

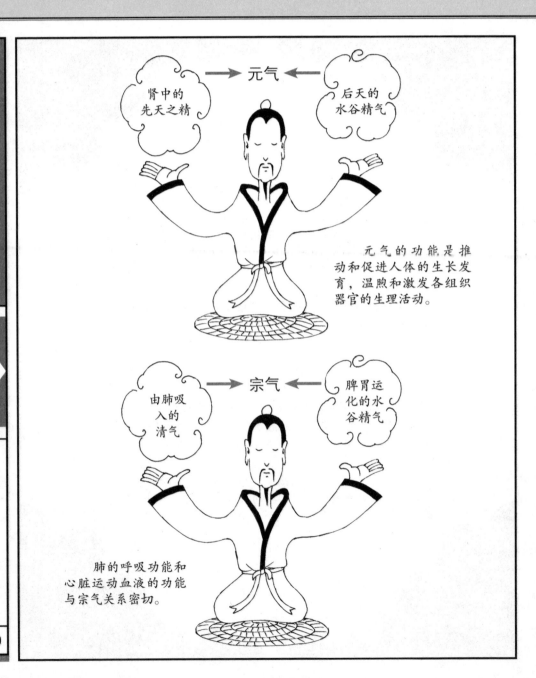

肾中的先天之精 → 元气 ← 后天的水谷精气

元气的功能是推动和促进人体的生长发育，温煦和激发各组织器官的生理活动。

由肺吸入的清气 → 宗气 ← 脾胃运化的水谷精气

肺的呼吸功能和心脏运动血液的功能与宗气关系密切。

图解大中医漫画丛书

一本就能看懂中医基础篇

营气 卫气

　　营气由脾胃中运化的后天水谷精气所化生。营气的功能为营养全身和化生血液。卫气护卫肌表，防御外邪入侵；调节控制汗孔的开合和汗液的排泄，维持体温的恒定。

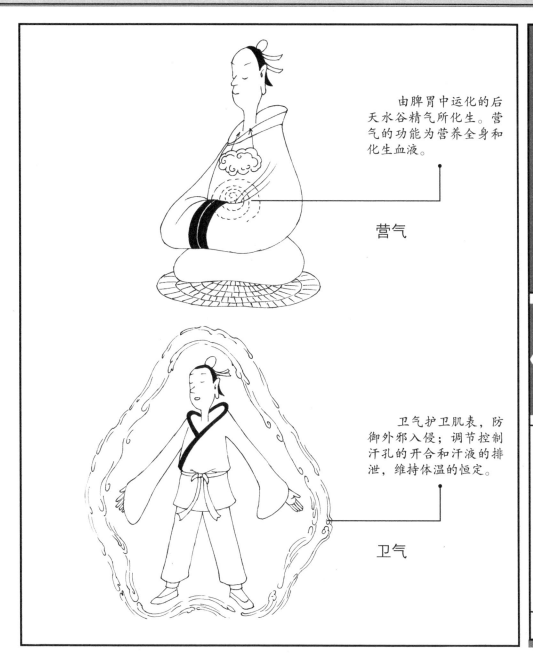

由脾胃中运化的后天水谷精气所化生。营气的功能为营养全身和化生血液。

营气

卫气护卫肌表，防御外邪入侵；调节控制汗孔的开合和汗液的排泄，维持体温的恒定。

卫气

藏象学说

血的生成过程

血是运行于脉中具有很强营养和滋润作用的红色液体，是构成人体和维持人体生命活动的基本物质之一。血主要是由营气和津液组成。营气和津液都是来自于脾胃所化生的水谷精微物质。

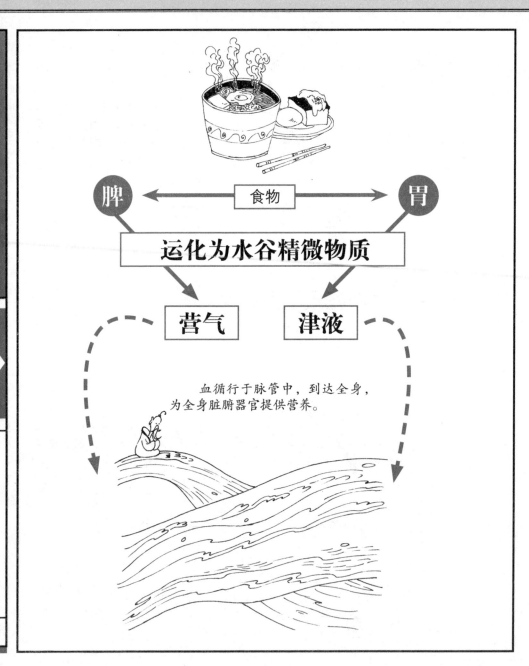

血的功能

　　血具有很强的营养和滋润作用。血液在脉中运行，内至脏腑，外达皮肉筋骨，对全身各脏腑组织器官起着营养和滋润作用，以维持正常的生理功能。

血运行功能正常	血运行功能受阻

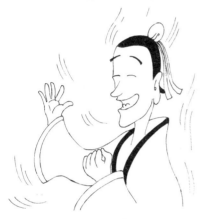

　　如果血液的营养和滋润功能正常，则面色红润、肌肉丰满壮实、皮肤毛发润泽有华、感觉活动灵活自如等。

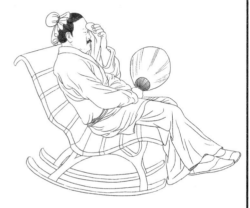

　　若血液生成不足或过度耗损导致血液的营养和滋润功能减弱时，就会出现面色苍白、头晕目眩、肢体麻木、筋脉拘挛、皮肤干燥等一系列血虚失于濡养的症状。

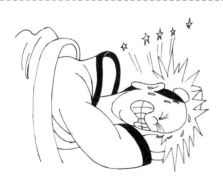

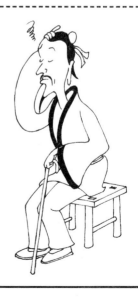

　　另外，血液还是机体精神活动的物质基础。人的精力充沛，神志清晰，感觉灵敏，活动自如，均有赖于气血的充盛。所以，不论何种原因所造成的血虚，均可出现精神不振、健忘、失眠、多梦、烦躁，甚则精神恍惚、惊悸不安、谵狂等神志失常的病理表现。

血的运行

　　血运行于血脉中，抵达全身上下，为脏腑器官提供营养。血，属阴主静，需要气的推动作用才能运行至全身，同时也需要气的固摄作用，防止在运行当中溢出血管外。

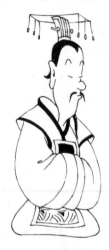

心如君王，统率全身

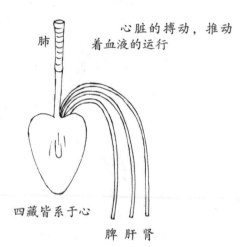

肺

心脏的搏动，推动着血液的运行

四藏皆系于心

脾 肝 肾

血的运行

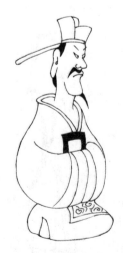

脾如税官，对食物进行消化和吸收

《医学入门》载："人心动，则血行诸经"。此外，血液的正常循行，还赖于其他脏器的生理功能的协调与平衡。

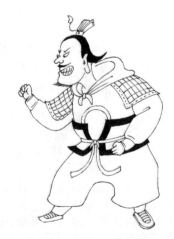

肝如将军，主管疏泄，维持脏腑平衡

血液能否正常运行，取决于气的推动和固摄作用之间的协调平衡和血管是否通利。如果以上因素失调，就会导致血液运行失常，出现运行速度异常，或导致出血。

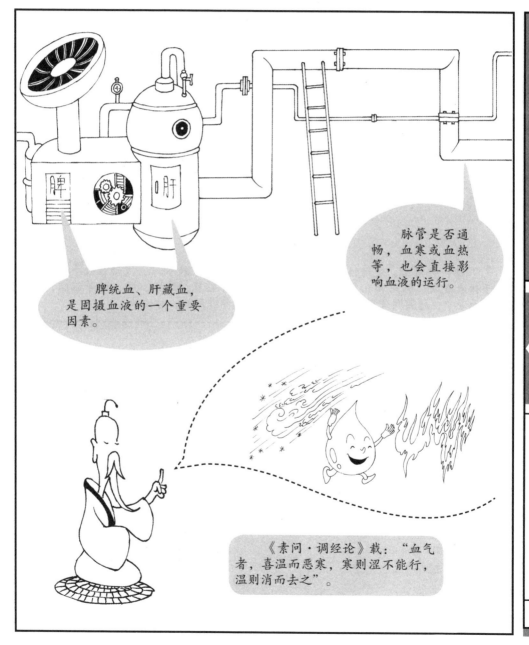

脾统血、肝藏血，是固摄血液的一个重要因素。

脉管是否通畅，血寒或血热等，也会直接影响血液的运行。

《素问·调经论》载："血气者，喜温而恶寒，寒则涩不能行，温则消而去之"。

津液的概念

津液，是机体一切正常水液的总称，包括各脏腑组织器官的内在体液及其正常的分泌物，如胃液、肠液、涕、泪等，同样也是构成人体和维持人体生命活动的基本物质。津液其实是津和液两个概念，虽同属水液，都来源于水谷精微物质，但根据其性状、功能、分布部位不同，会有一定的区别。

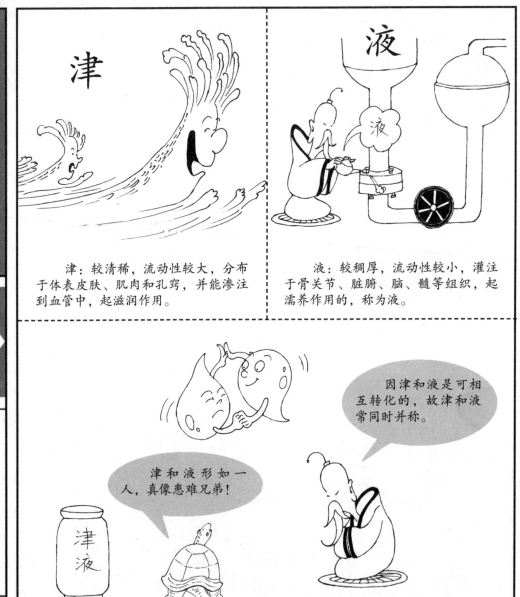

津：较清稀，流动性较大，分布于体表皮肤、肌肉和孔窍，并能渗注到血管中，起滋润作用。

液：较稠厚，流动性较小，灌注于骨关节、脏腑、脑、髓等组织，起濡养作用的，称为液。

津和液形如一人，真像患难兄弟！

因津和液是可相互转化的，故津和液常同时并称。

津液的生成、输布、排泄

津液的生成、输布和排泄是个非常复杂的过程，涉及多个脏腑的一系列功能。这一过程主要是通过脾的转输、肺的宣降和肾的蒸腾气化，最后以三焦通道来输布全身而完成。

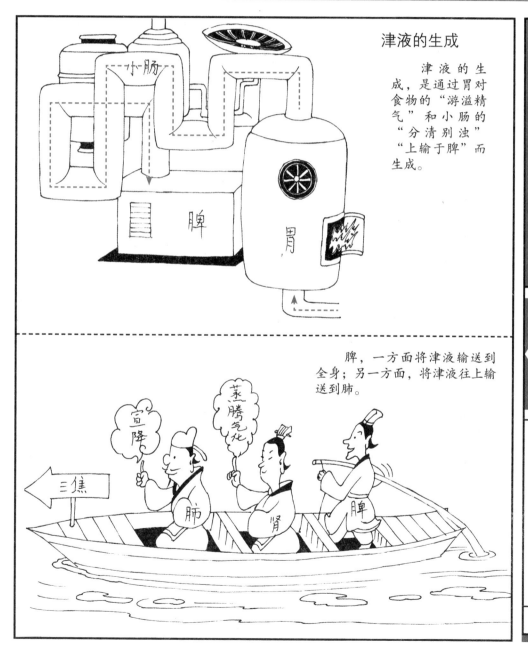

津液的生成

津液的生成，是通过胃对食物的"游溢精气"和小肠的"分清别浊""上输于脾"而生成。

脾，一方面将津液输送到全身；另一方面，将津液往上输送到肺。

肺对津液的输送和排泄，主要是宣发和肃降发挥功能。

图解大中医漫画丛书

一本就能看懂中医基础篇

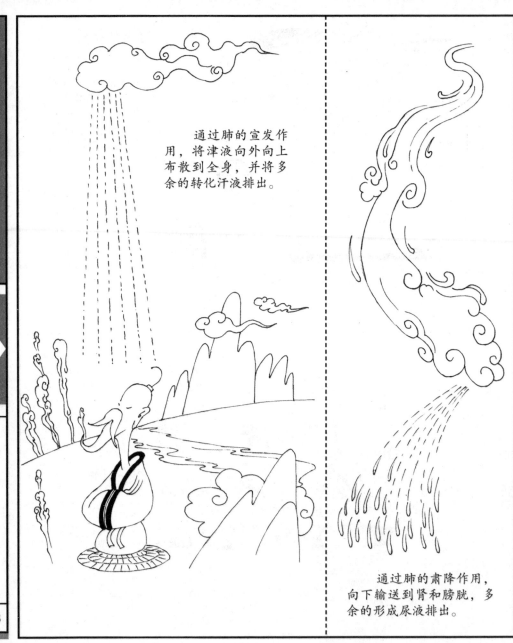

通过肺的宣发作用，将津液向外向上布散到全身，并将多余的转化汗液排出。

通过肺的肃降作用，向下输送到肾和膀胱，多余的形成尿液排出。

肾所藏的精气是机体生命活动的原动力，也是气化作用的原动力。

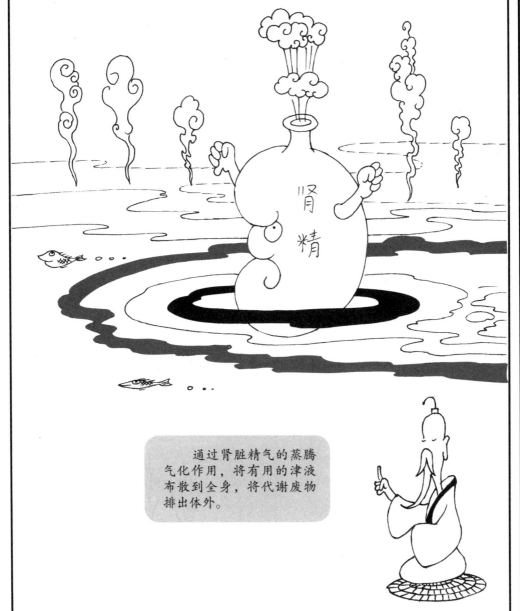

通过肾脏精气的蒸腾气化作用，将有用的津液布散到全身，将代谢废物排出体外。

通过肾脏精气的蒸腾气化作用，将有用的津液布散到全身，将代谢废物排出体外。

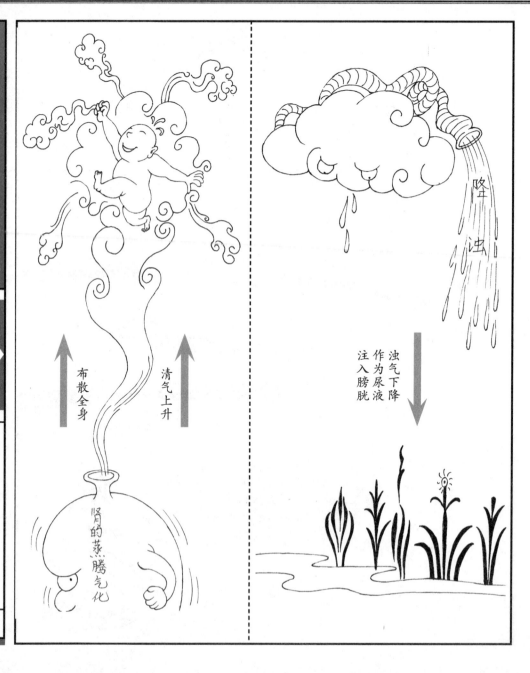

津液代谢失衡

　　不管是气的病变或脏腑的病变，都会影响到津液的生成、输布、排泄，从而破坏津液的代谢平衡。津液代谢失衡后，会导致水、湿、痰饮等滞留于体内，故而会出现脱水、水液积聚及伤津的病理变化。

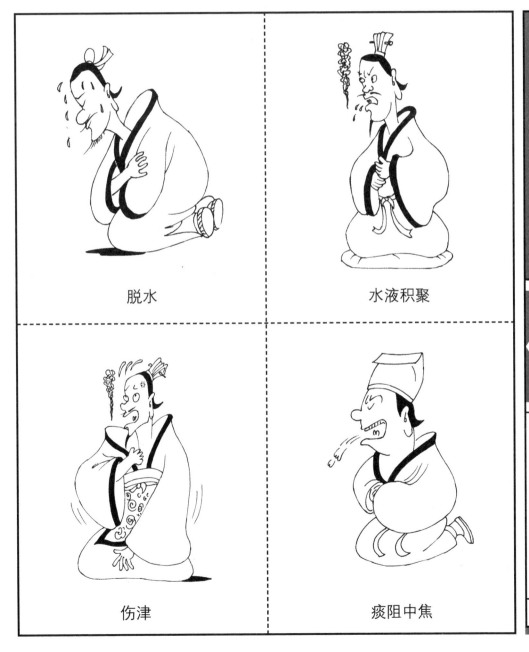

脱水　　　　　　　　　水液积聚

伤津　　　　　　　　　痰阻中焦

藏象学说

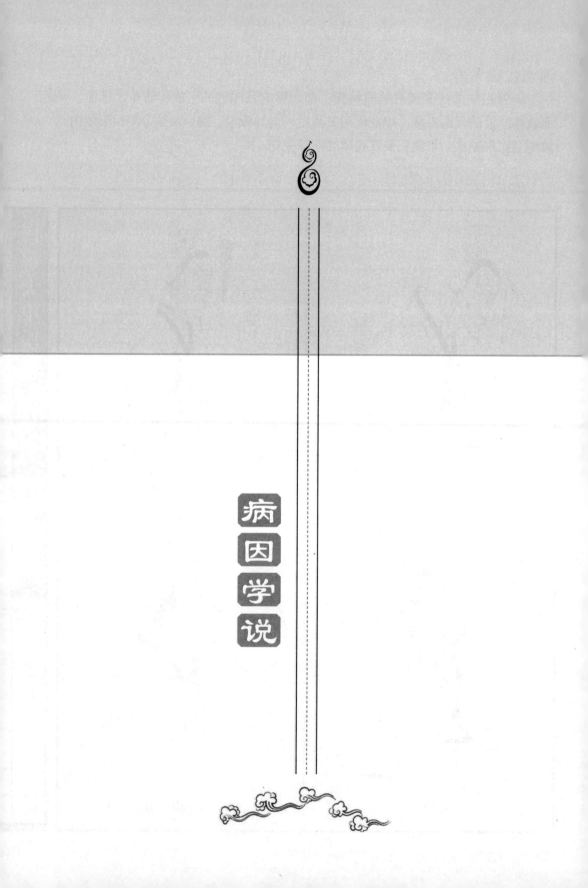

病因学说

病因学说，是研究各种病因的概念、形成、性质、致病特点及其所致病证临床表现的理论，是中医学理论体系的重要组成部分。

使人致病的原因除了源自自然界，也有源自人体内部的因素。

致病因素

中医致病四因素

    外在因素：六淫
    内在因素：七情
    病理因素：痰饮、瘀血等
    其他因素：饮食、劳逸、外伤及烧烫伤等

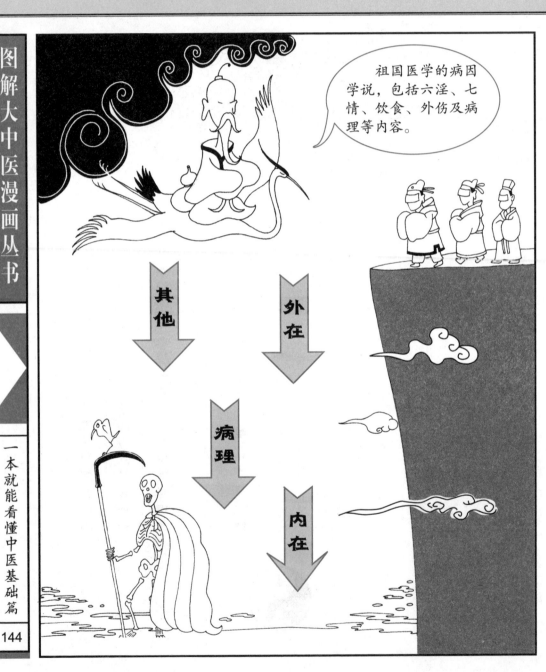

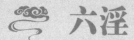 六淫

风、寒、暑、湿、燥、火

　　六淫，即风、寒、暑、湿、燥、火六种外感病邪的统称。当气候变化异常，六气发生太过或不及，或气候变化过于急骤，在人体的正气不足，抵抗力下降之时，六气就会成为致病因素，侵犯人体而发生疾病。

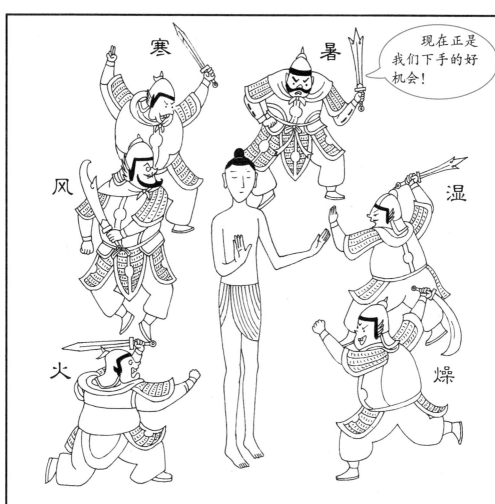

外感六淫致病有五大共同特点：

　　外感性是指外界的邪气通过人的体表、口鼻来侵入人体从而致病。
　　季节性是指常常在一定时间段发病。
　　地区性是指与人居住的地区和环境关系密切。
　　相兼性是指外感六淫在侵入人们时还会强强联手，几种同时侵入。
　　转化性是指六淫在一定条件下相互转化。

风邪

　　风是自然界无形的流动气流，春季的主气，四季皆有。风邪致病以春季为多，其他季节均可发生。风邪自皮毛肌腠而入，致病范围广泛，是导致外感病的主因。

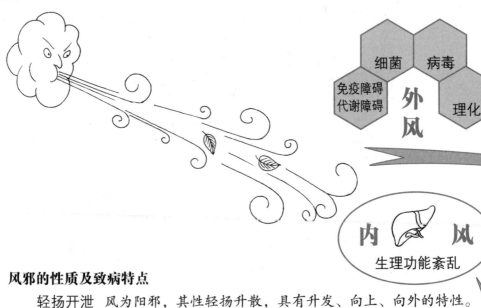

细菌　病毒

免疫障碍
代谢障碍

外风

理化

内　风

生理功能紊乱

风邪的性质及致病特点

　　轻扬开泄　风为阳邪，其性轻扬升散，具有升发、向上、向外的特性。所以风邪致病，易于伤人上部，易犯肌表、腰部等阳位。

　　善行数变　风善动不居，易行而无定处。"善行"指风邪具有易行而无定处的性质，故其致病有病位游移，行无定处的特性。如风疹、荨麻疹之发无定处，此起彼伏；行痹（风痹）之四肢关节游走性疼痛等。"数变"指风邪致病变化无常和发病急骤。如风疹、荨麻疹等时隐时现。因其兼挟风邪，所以才表现为发病急，变化快。

　　风性主动　风邪致病具有动摇不定的特征。常表现为眩晕、震颤、四肢抽搐、角弓反张等症状，故称"风胜则动"。如外感热病中的"热极生风"，内伤杂病中的"肝阳化风"等证，均有风邪动摇的表现。

　　风为百病之长　风邪是外感病因的先导，寒、湿、燥、热等邪，往往都依附于风而侵袭人体。如，与寒合为风寒之邪，与热合为风热之邪，与湿合为风湿之邪，与暑合则为暑风，与燥合则为风燥，与火合则为风火等。所以，临床上风邪为患较多，又易与六淫诸邪相合而为病。故称风为百病之长，六淫之首。

图解大中医漫画丛书

一本就能看懂中医基础篇

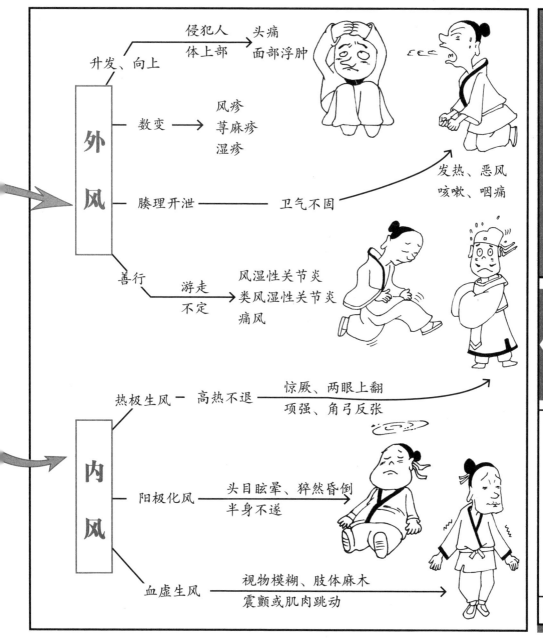

升发、向上 —— 侵犯人
体上部 → 头痛
面部浮肿

外风
├ 数变 → 风疹
荨麻疹
湿疹
├ 腠理开泄 —— 卫气不固 → 发热、恶风
咳嗽、咽痛
└ 善行 —— 游走
不定 → 风湿性关节炎
类风湿性关节炎
痛风

内风
├ 热极生风 — 高热不退 → 惊厥、两眼上翻
项强、角弓反张
├ 阳极化风 → 头目眩晕、猝然昏倒
半身不遂
└ 血虚生风 → 视物模糊、肢体麻木
震颤或肌肉跳动

病因学说

寒邪

寒为冬季主气，其他季节也可见到。寒邪也有外寒、内寒之分。

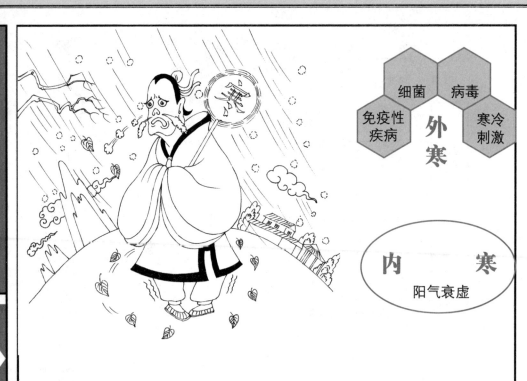

寒邪的性质及致病特点

寒为阴邪、易伤阳气　阳气主指元气，它以三焦为通路而运行全身，具激发，温煦，推动脏腑、经络、身形功能。阳气受损，则必定出现功能减退的寒证。

寒性凝滞　所谓凝滞就是闭塞不通之意。若客于脉外引起血供减少，病人常取蜷缩而卧体位。客于脉中则气不通，产生筋骨疼痛、肢体屈伸不能自如症状。

内寒表现为上焦心肺阳虚、胸闷、胸背彻痛、咳喘气促；中焦脾阳不足，同"中寒"表现；下焦肾阳不足，则出现腰膝冷痛、阳痿、女子带下清稀、五更泻等。

外寒指寒邪直接侵袭人体，根据深浅又有伤寒和中寒之分。伤寒（并非西医的肠伤寒）指寒邪伤及肌表，也包括生物性病原体侵袭。中寒则指机体阳气衰虚，表现为功能减退，多与肾阳有关。

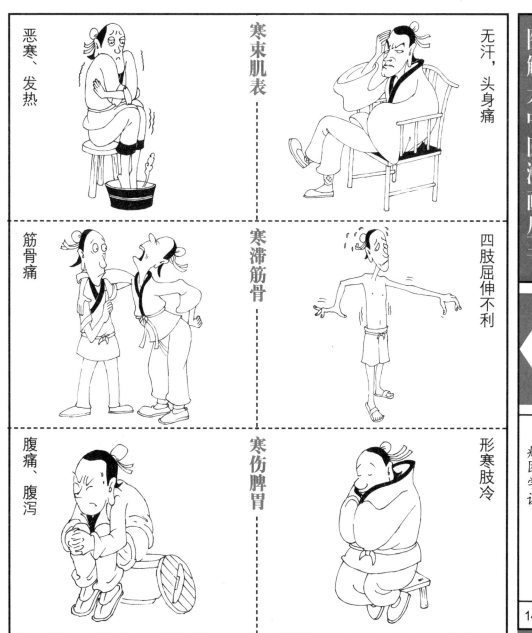

寒束肌表

恶寒、发热

无汗，头身痛

寒滞筋骨

筋骨痛

四肢屈伸不利

寒伤脾胃

腹痛、腹泻

形寒肢冷

病因学说

内寒主要有阳衰气虚、功能减退的表现。其具体表现症状有：胸闷、胸背彻痛、腹胀、便溏、腰膝冷痛、阳痿、女子带下清稀、五更泄等。

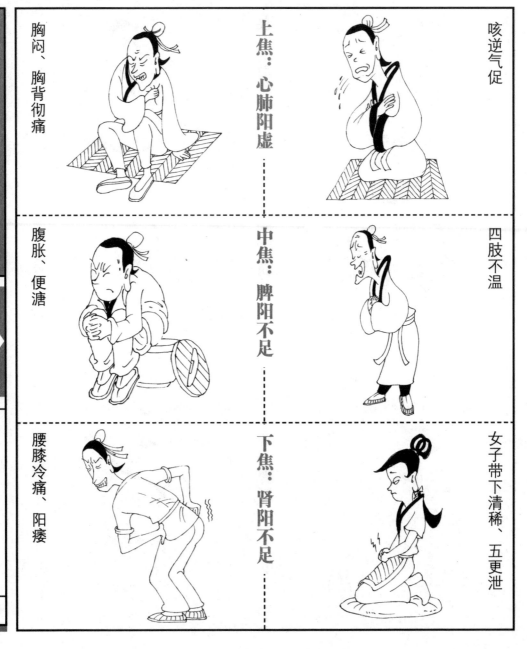

上焦：心肺阳虚

胸闷、胸背彻痛

咳逆气促

中焦：脾阳不足

腹胀、便溏

四肢不温

下焦：肾阳不足

腰膝冷痛、阳痿

女子带下清稀、五更泄

图解大中医漫画丛书

一本就能看懂中医基础篇

暑邪

暑是夏天炎热的气候，为夏季的主气。暑邪纯属外邪，无内暑之说。

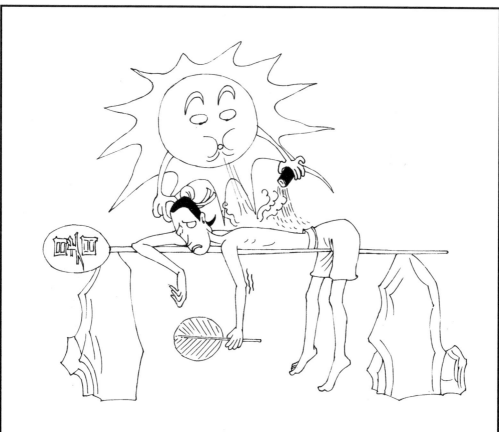

暑邪的性质及致病特点

暑为阳邪，其性炎热　人体体温相对恒定是机体产热和散热过程保持动态平衡的结果。

暑邪易耗气伤津　暑天体温升高，氧气消耗量增加，大量出汗失液，则会出现呼吸加快、血液浓缩、身倦无力、口燥唇干、尿少、便秘等症状，中医称为"耗气伤津。"

暑邪多挟湿　内一因夏季多雨，二因暑日乘凉露宿，恣饮生冷，易伤脾胃而生内湿，出现恶心、欲吐、食欲不振、胸闷、腹泻等。

暑邪的常见病症

　　1.伤暑，常见于暑令流行性感冒。2.暑热，以持续低热为主要特征，到秋凉后，体温常自行恢复正常，多见于小儿。3.暑温，常见于乙脑、脊髓灰质炎、钩端螺旋体病等。4.暑泄，见于病毒性肝炎、伤寒等。5.中暑，可分日射病、中暑痉挛、中暑高热、中暑衰竭。

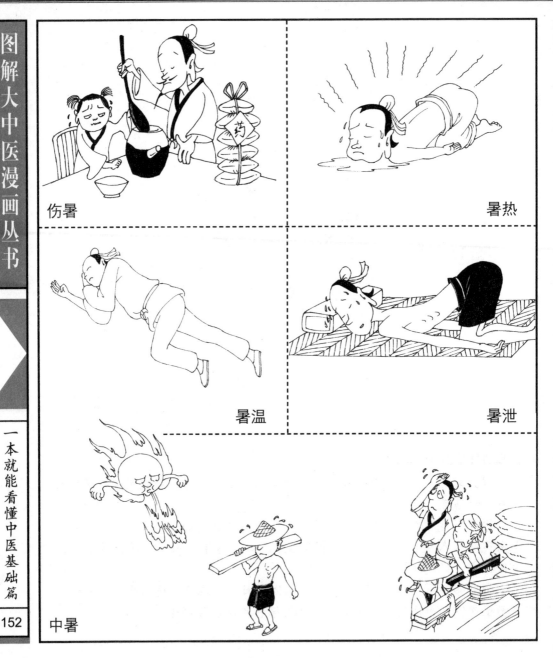

湿邪

湿为长夏主气。空气中含水湿过多，即湿邪，也包括生物性病原体，有外湿、内湿之分。

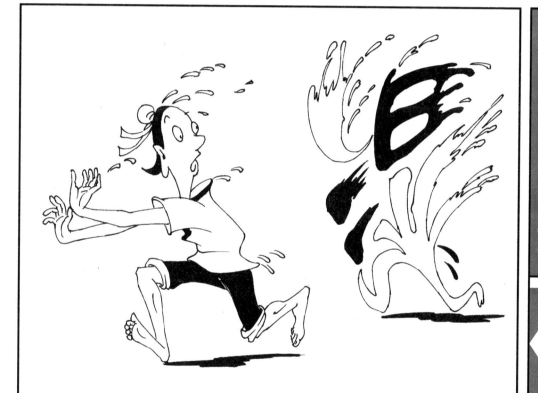

湿邪的性质及致病特点

湿性黏滞 病程较长，缠绵难愈。

湿为阴邪 脾是运化水湿的主要脏器，性喜燥恶湿，如果湿邪留滞，常伤及脾阳，使水湿内停，而出现腹水、尿少、浮肿、腹泻等症。

湿性重浊 "重"指头重如裹，周身沉重困倦，若湿犯肌表有恶寒、发热、四肢酸楚、口腻不渴；若湿滞关节、肢体，则四肢酸痛、漫肿、固定不移或肢体麻木、伸屈不能自如。"浊"即秽浊，如面色污秽、眼屎多、大便稀薄、小便浑浊、妇女白带过多、湿疹流水等。

湿热下注 常有尿频、尿急、小便涩痛、疮疡流水、流脓等。

外湿：由生物性病原体和理化性刺激引起。外湿为病与季节、环境有关：黄梅季节多雨，土地潮湿，物体易霉，早晨雾气弥漫，居处潮湿，长期水中作业，涉水淋雨，人在此时易病。

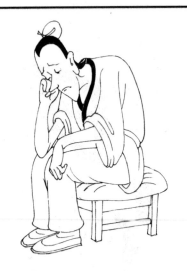

湿犯肌表→恶寒发热、头身困重、四肢酸楚、口腻不渴

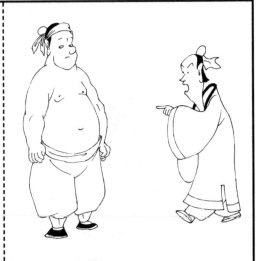

湿伤脾阳→健运失调→腹水、浮肿、水尿

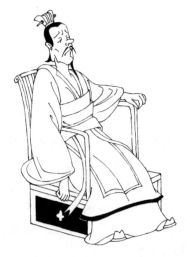

湿性重浊→头重如裹，周身沉重困倦

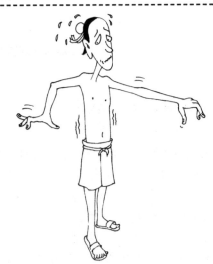

湿滞肢体关节→小便浑浊、大便溏泄、四肢麻木、屈伸不利

内湿：为脾失健运，属于症候归类范畴，中医有"诸湿肿满，皆属于脾"。

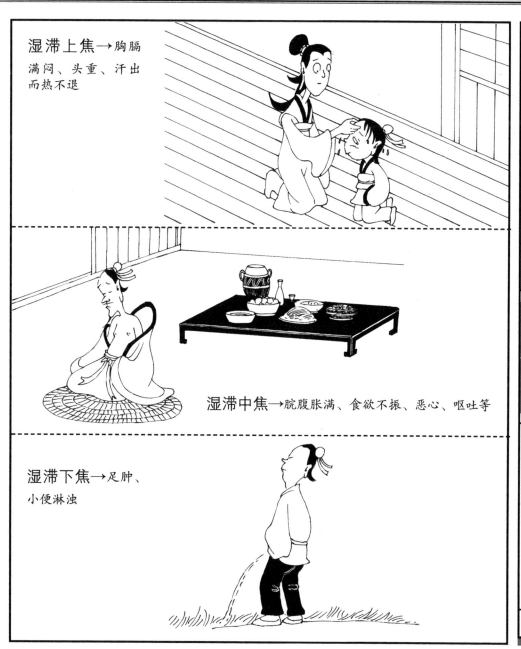

湿滞上焦→胸膈满闷、头重、汗出而热不退

湿滞中焦→脘腹胀满、食欲不振、恶心、呕吐等

湿滞下焦→足肿、小便淋浊

燥邪

燥邪是秋天的主气，与湿的意义相反，是指空气中水分减少、湿度降低而形成的干燥现象。燥有外燥、内燥之分；人体感受外界燥邪，包括生物性病原体而发病，称为外燥。外燥为病，多见于气候干燥的秋季，所以中医有"秋燥"之称。

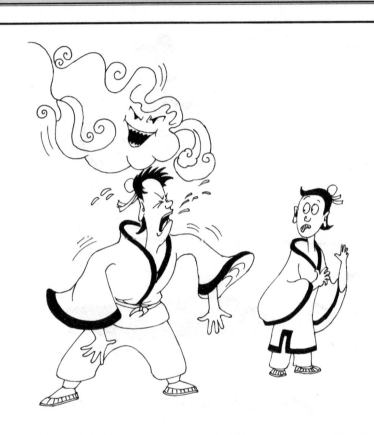

燥邪的性质及致病特点

燥邪干涩，易伤津液　无论外燥、内燥都表现有体表肌肤和体内脏腑缺乏津液，如口鼻干燥，咽干口渴，皮肤干燥、裂，毛发干枯、失去润泽，大便秘结，小便短少等。所以《素问玄机原病式》说："诸涩枯涸、干劲皲揭，皆属于燥"。

燥易伤肺　肺为娇脏，外合皮毛，外感燥邪，最易伤肺，使肺失宣降而出现干咳少痰，或痰稠难于咯出，痰中带血、喘息，胸痛等症，见于急性咽炎、白喉、呼吸道感染、胸膜炎、肺结核等呼吸道疾病。

外燥：燥邪多从口鼻而入，其病常从肺卫开始。外燥又有温燥、凉燥之分。初秋气温高而干燥，是为温燥；深秋气温凉而干燥，易感凉燥。

燥邪犯目→睑缘炎→急性结膜炎→泡性结膜炎

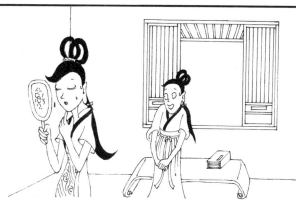

燥邪犯咽喉→急性咽炎、白喉

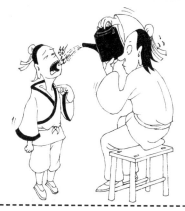

燥邪犯肺→呼吸道感染、肺结核

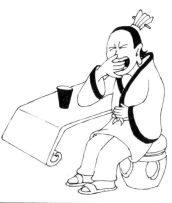

内燥：指津液或精血亏损所表现的症候。内燥见于剧烈吐泻、失血、高热、汗出过多造成水、电解质紊乱及老年人功能衰退等所致津枯血燥表现。

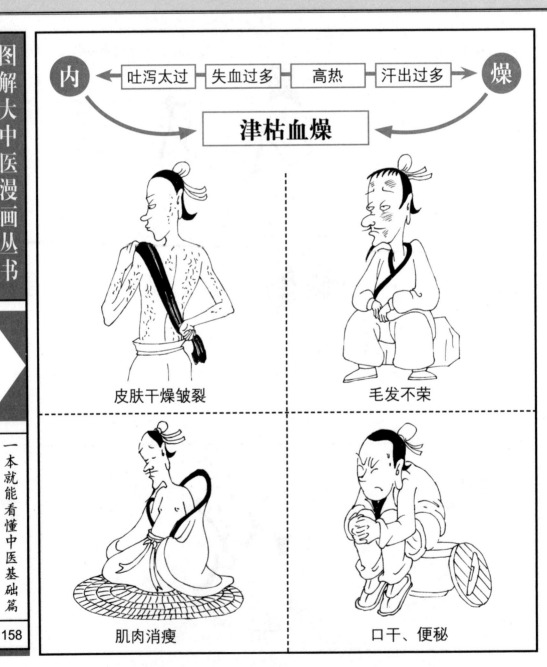

火邪

又称"热邪"，指光和热的物理刺激，但在很大程度上是指外感热性病（包括生物性病原体）在热盛期的症候群。火与热经常并称。火邪有外感和内生之分。直接侵入人体为病的属于外感；由于情志活动异常或气机不畅，郁而化火以及阴液损耗，形成阴虚火旺者皆属内生。

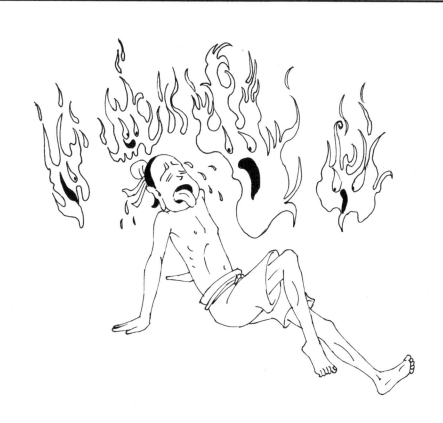

火邪的性质及致病特点

热邪蒸发炎上 以火热为病，可见高热、恶热、烦渴、汗出。

火热为阳邪，易伤津耗气 消灼津液、火热邪气最易伤津，故除上述蒸发热象之外，同时可见口干渴、喜冷饮、大便干结、小便短赤表现。

迫血妄行 火热之邪可使血流加快，甚至迫血妄行，使血液溢于脉外而导致各种出血，如衄血、吐血、便血、尿血、皮肤紫癜、妇女月经过多、崩漏等，且可聚于局部，腐蚀血肉而发生痈肿疮疡。

外感热邪：热邪蒸发炎上，若扰乱神明，则有烦躁失眠、神昏谵语等表现。消灼津液，则可见口干渴、喜冷饮、大便干结、小便短赤表现。热邪迫血妄行，使血流加快，则会使血液溢于脉外而导致各种出血，如吐血、便血、尿血、妇女月经过多、崩漏等，且可聚于局部，腐蚀血肉而发生痈肿疮疡。

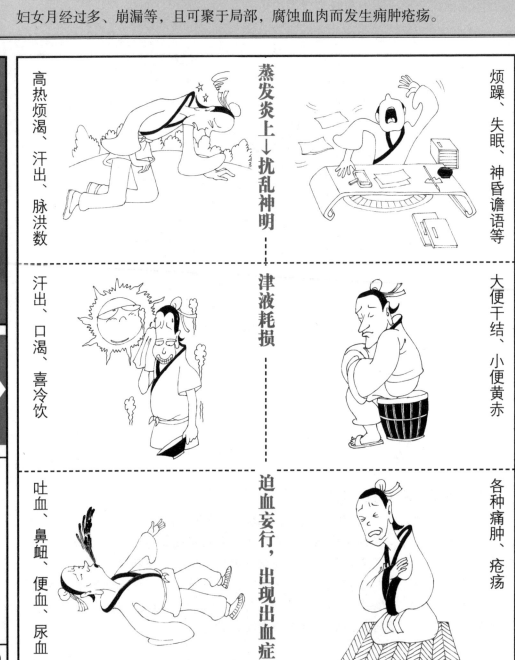

图解大中医漫画丛书

一本就能看懂中医基础篇

内感热邪、郁而化火：内生火热证，主要有心火、肝胆火、脾胃火、肺火及肾火。心火上炎可见口舌生疮，肝胆火亢盛者，则头痛、目赤。肺火者，会出现咳嗽、胸痛等症状。胃火盛，可导致牙龈肿痛。肾火盛，则五心烦热、大便燥结、盗汗等症状。

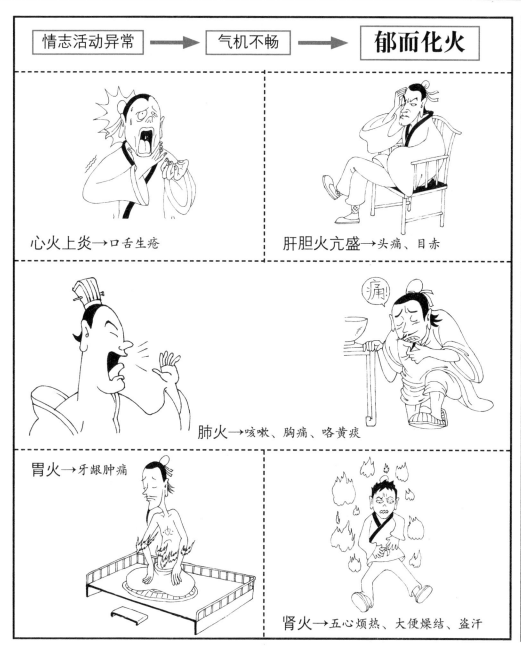

情志活动异常 ➡ 气机不畅 ➡ **郁而化火**

心火上炎→口舌生疮

肝胆火亢盛→头痛、目赤

肺火→咳嗽、胸痛、咯黄痰

胃火→牙龈肿痛

痛！

肾火→五心烦热、大便燥结、盗汗

七情

内伤七情

　　七情是人体对事物的不同反映，在正常的情况下，一般不会使人致病。只有突然、强烈或长期持久的情志刺激，超过了人体本身的正常生理活动范围，使人体气机紊乱、脏腑阴阳气血失调，才会导致疾病的发生，由于它是造成内伤病的主要致病因素之一，故又称"内伤七情"。

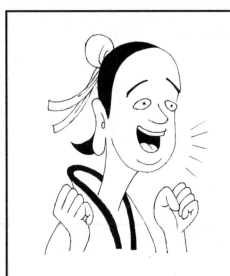

喜为心志

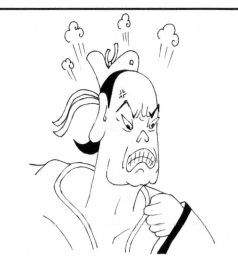

怒为肝志

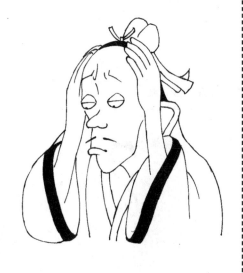

忧为肺志

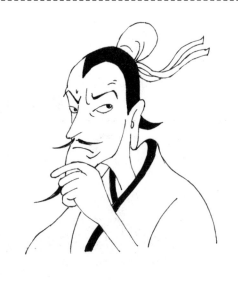

思为脾志

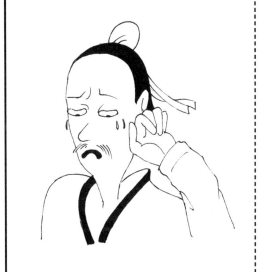

悲为肺志

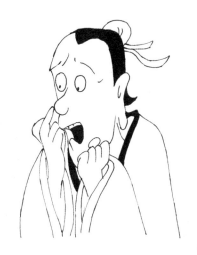

恐为肾志

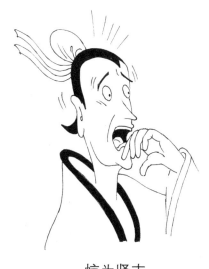

惊为肾志

人的情志活动若要保
持相对的平静，平时
就要重视思想修养及
精神调摄，客观对待
周围事情的变化，使
自己的精神面貌经常
处在乐观、愉快、安
静、平和之中，这对
于养生有益。

病因学说

喜

喜则气缓，过喜伤心。俗话说"人逢喜事精神爽"，有高兴的事可使人精神焕发。但是高兴过度就会伤"心"，中医认为"心主神明"，心是情志思维活动的中枢，超乎常态的"喜"，会促使心神不安，甚至语无伦次，举止失常。

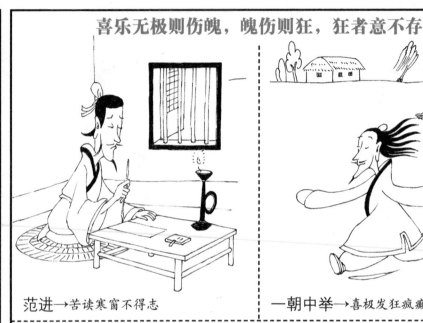

喜乐无极则伤魄，魄伤则狂，狂者意不存

范进→苦读寒窗不得志

一朝中举→喜极发狂疯癫而目不识人

喜乐当适度

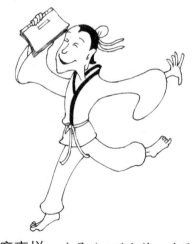

过度喜悦→会导致心跳加快，头目眩晕而不能自控

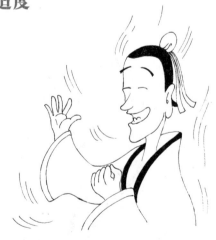

适度喜悦→意和气畅，营卫舒调

怒

　　怒则气上，过怒伤肝。人一旦遇到不合理的事情，或因事未遂，而出现的气愤不平、怒气勃发的现象。中医讲，肝气宜条达舒畅，肝柔则血和，肝郁则气逆。

肝气横逆，克犯脾土

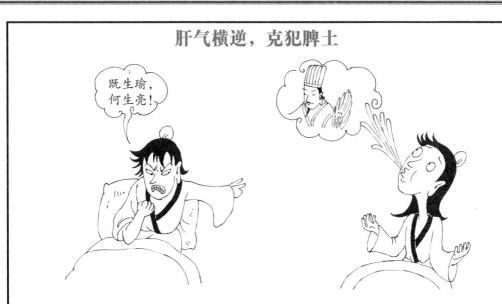

周瑜→临死曾仰天长叹："既生瑜，何生亮"，话毕则吐血而亡

为了健康，要戒怒

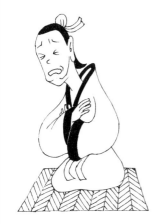

胁痛

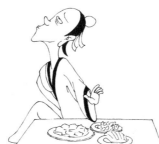

食欲下降

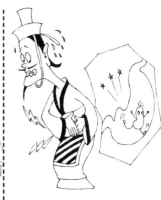

腹痛

怒冠冲天→往往破坏了正常舒畅的心理环境，肝失条达，肝气横逆，因此会出现胁痛、胸闷、食欲下降、腹痛、甚者会出现吐血等症状。

忧

忧则气聚，过忧伤肺。"忧"，指忧愁而沉郁。表现为忧心忡忡，愁眉苦脸而整日长吁短叹，垂头丧气。《灵枢·本神》说："愁忧者，气闭塞而不行"。若过度忧愁，则不仅损伤肺气，也要损伤脾气而影响食欲。

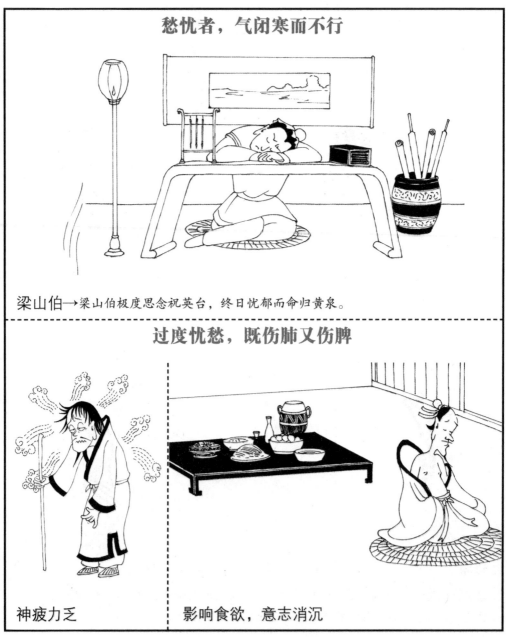

愁忧者，气闭塞而不行

梁山伯→梁山伯极度思念祝英台，终日忧郁而命归黄泉。

过度忧愁，既伤肺又伤脾

神疲力乏

影响食欲，意志消沉

图解大中医漫画丛书

一本就能看懂中医基础篇

思

　　思则气结，过思伤脾。"思"，就是集中精力考虑问题。中医认为，思为脾志，故过思最易伤脾，而致脾的升降功能失常，脾气郁结，运化失健，发生胃脘痞闷，饮食不香，消化不良，腹胀便溏等不适。由于脾为后天之本，脾伤则气血生化乏源，可出现心神失养等诸多疾病，如失眠、神经衰弱等。

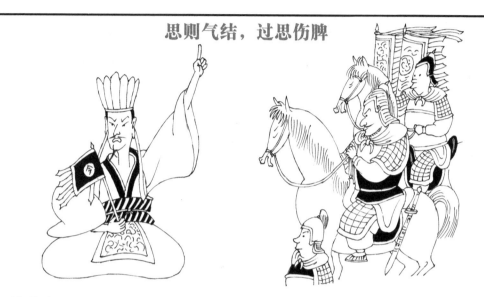

思则气结，过思伤脾

诸葛亮→诸葛亮虽一生足智多谋，运筹帷幄之中，决胜于千里之外，但最终却也因思虑过度而死。留下了"出师未捷身先死，长使英雄泪满襟"的千古遗憾。

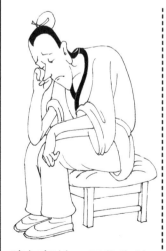

脾气郁结，运化失健

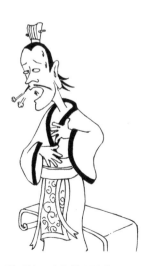

腹胀、消化不良

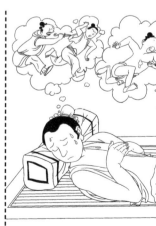

失眠、神经衰弱

悲

悲则气消，过悲伤肺。"悲"，是由于哀伤、痛苦而产生的一种情态。表现为面色惨淡，神气不足，偶有所触及，即泪涌欲哭或悲痛欲绝。中医认为悲是忧的进一步发展，两者损害的均是肺脏（指肺气），故有"过悲则伤肺，肺伤则气消"之说。

图解大中医漫画丛书

一本就能看懂中医基础篇

168

过悲则伤肺，肺伤则气消

林黛玉→性情孤僻，多愁善感，终日悲伤抑郁欲就这样香消玉殒。

忧郁过度能杀人

唐婉→与陆游两情相悦，后因陆母偏见而被拆散。因此她写下著名的《钗头凤》（世情薄），写下《钗头凤》不久后，一代佳人便香消玉殒，抑郁而终。

恐 惊

　　恐则气怯，过恐伤肾。惊则气乱，过惊伤肾。

张仲景号脉捉贼，谈恐伤肾

张仲景→号脉捉贼，谈恐伤肾，说的是他在做长沙太守时利用医术断案的故事。一天，张仲景进到一个旅店，正好遇到店中某客人丢失了一大笔财物，张仲景告诉店主，贼还在店内。于是，店主召集店中的人，张仲景声称自己有摸腕捉鬼的法术，接着给店中的人一一号脉，当遇到一个脉象较乱，肾气下行的人，张仲景说其内心十分恐惧，必是贼人，此人一听立即就承认了。

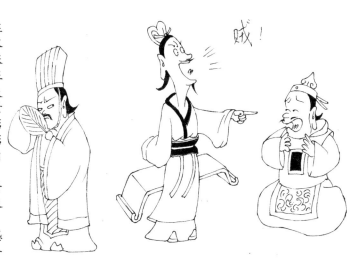

恐惧为什么会伤肾

中医认为，肾主收藏，肾气是人体一切生理活动的原动力，而恐惧为肾之志，突然的恐惧，会导致肾气下陷，肾精不能固守，肾的收藏功能受到影响，往往会导致大小便失禁。长时间的存在恐惧的心理，也会在不知不觉中伤害肾气，导致遗精、阳痿、四肢发凉等症状。

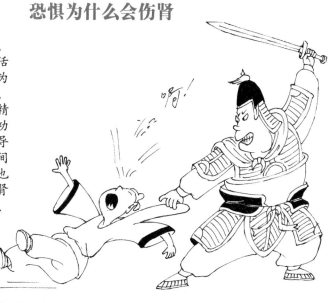

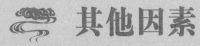

其他因素

饮食损伤

　　人生在世，五谷杂粮，容易生病。如饮食不洁、饮食不节、饮食偏嗜，这些饮食中易忽略的小问题，则会导致人体摄入营养不平衡、身体的内环境运行失调、自身抵御无法阻挡外邪入侵时，导致人生病的概率就会大大提高。

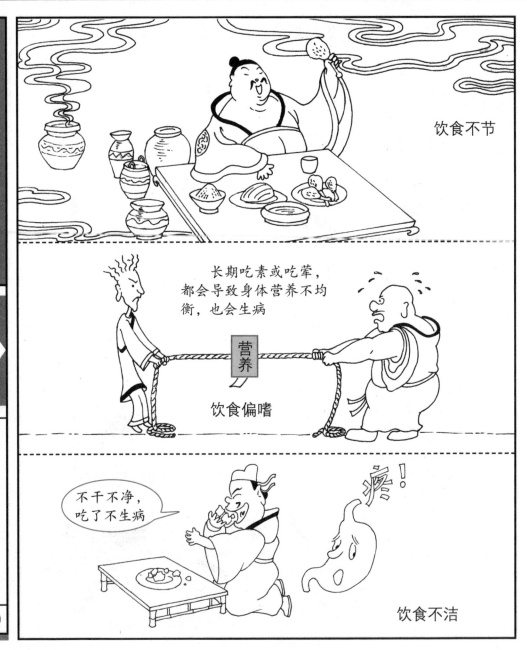

图解大中医漫画丛书

一本就能看懂中医基础篇

劳逸损伤

　　日常生活中的劳逸损伤都会影响人体气血的通畅运行，使人生病。例如，劳力过度、劳神过度、房劳过度、过分安逸都会伤精损寿。

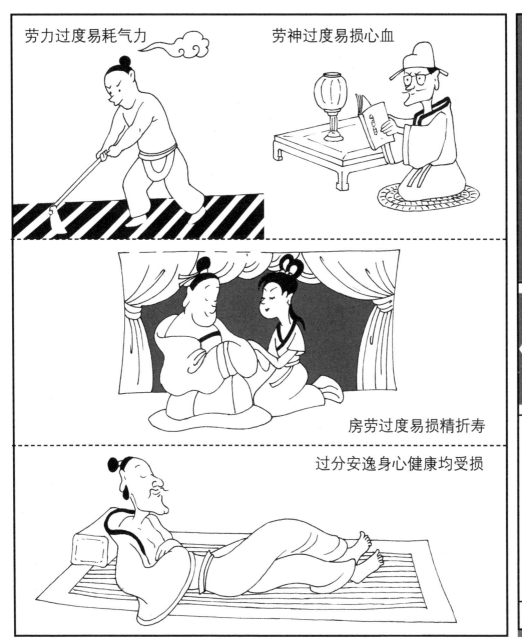

劳力过度易耗气力

劳神过度易损心血

房劳过度易损精折寿

过分安逸身心健康均受损

五劳损伤

　　《黄帝内经》中的"五劳所伤"也会致人生病：如久视伤血，久卧伤气，久坐伤肉，久立伤骨，久行伤筋。

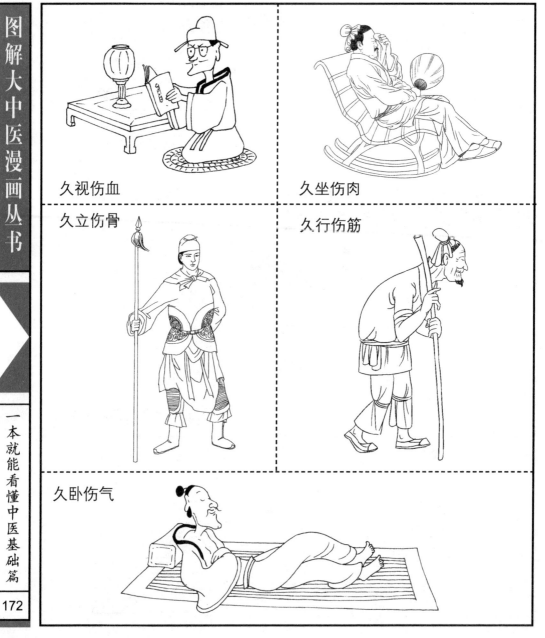

久视伤血

久坐伤肉

久立伤骨

久行伤筋

久卧伤气

外伤一：冻伤、烧伤、烫伤

冻伤：人体遭受低温侵袭所引起的全身性或局部性损伤。一般以局部冻伤较常见，多发生在手、足、耳郭、鼻尖和面额部位。

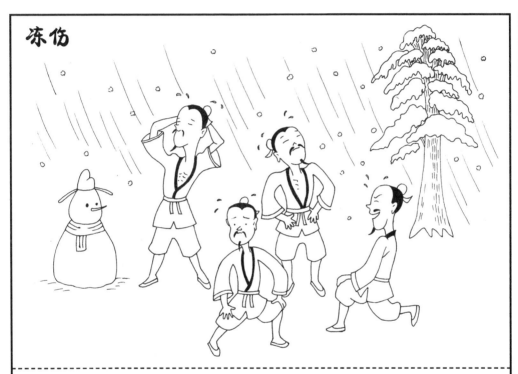

冻伤

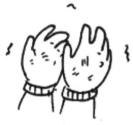
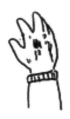

症状表现

1.患部肿胀，青紫，痒痛灼热。

2.出现大小不等的水泡等，溃破后易感染。

发病初期，受冻部位因寒主收引，经脉挛急，气血凝滞不畅，影响受冻局部的温煦和营养，致使局部皮肤苍白，冷麻，继则肿胀青紫，痒痛灼热，或出现大小不等的水泡等，溃破后易感染。

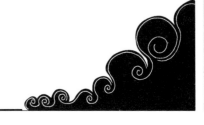

病因学说

烧伤、烫伤：多由高温物品、沸水或热油，或烧烫等引起。轻者损伤肌肤，受伤部位出现红肿、热痛或水泡；重度烧烫伤则可损伤肌肉、筋骨使痛觉消失，创面如皮革样，或蜡白、焦黄或炭化；严重烧烫伤，常因剧烈疼痛、火毒内攻、体液蒸发或渗出，可出现烦躁不安、发热、口干渴、尿少等，甚至死亡。

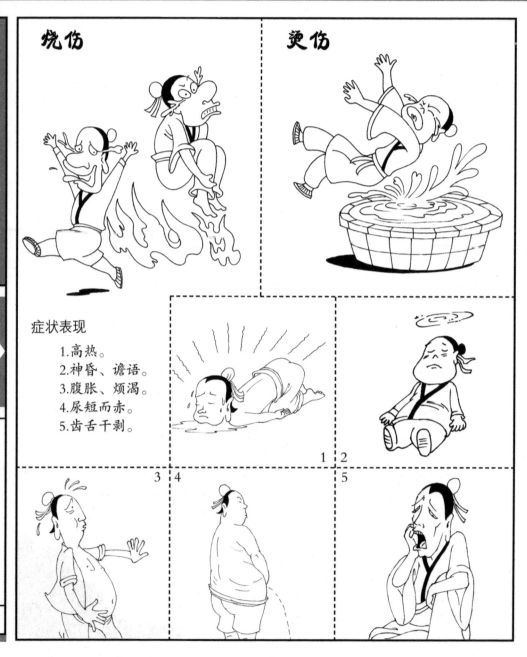

烧伤

烫伤

症状表现

1.高热。
2.神昏、谵语。
3.腹胀、烦渴。
4.尿短而赤。
5.齿舌干剥。

外伤二：金刃、持重弩伤、跌打损伤

金刃、跌打损伤、持重努伤等外伤，可引起皮肤肌肉瘀血肿痛，出血，或筋伤骨折，脱臼。重则损伤内脏，或出血过多，可导致昏迷、抽搐、亡阳虚脱等严重病变。

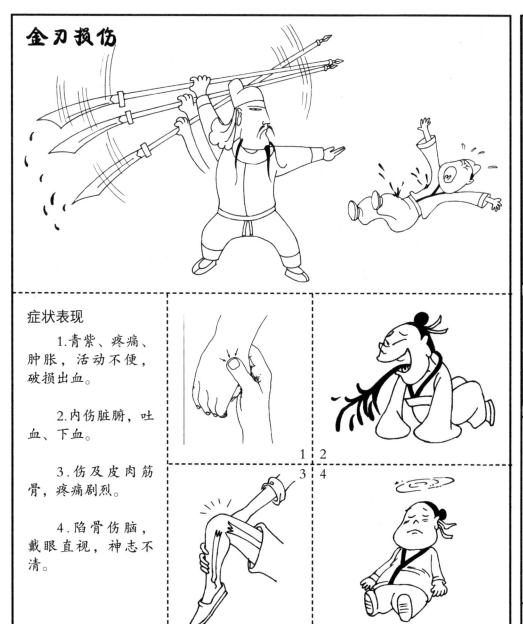

金刃损伤

症状表现

　　1.青紫、疼痛、肿胀，活动不便，破损出血。

　　2.内伤脏腑，吐血、下血。

　　3.伤及皮肉筋骨，疼痛剧烈。

　　4.陷骨伤脑，戴眼直视，神志不清。

1 2
3 4

外伤三：虫兽、疯狗、毒蛇咬伤

虫兽：包括毒虫（蝎、蜂）蜇伤、蛇、兽（狗）咬伤。轻则局部损伤，出现肿痛，出血等；重则损伤内脏，或出血过多而死亡。

图解大中医漫画丛书

一本就能看懂中医基础篇

176

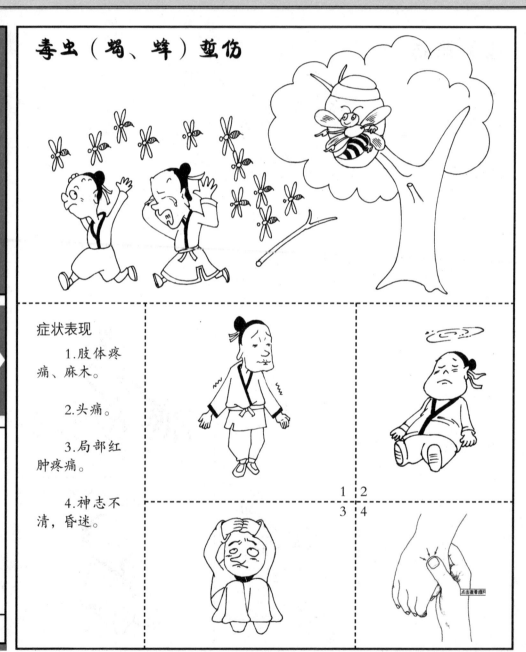

毒虫（蝎、蜂）蜇伤

症状表现

　　1.肢体疼痛、麻木。

　　2.头痛。

　　3.局部红肿疼痛。

　　4.神志不清，昏迷。

1　2
3　4

疯狗咬伤，初起仅见局部疼痛，出血，伤口愈合后，经一段潜伏期，然后可出现烦躁、惶恐不安、牙关紧闭、抽搐等症。

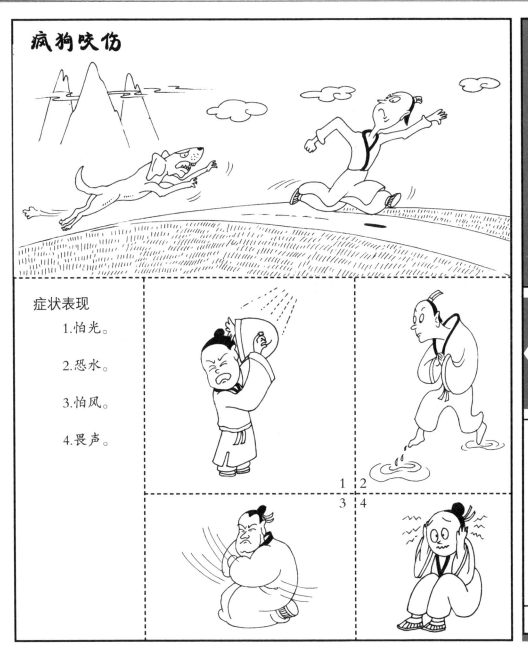

疯狗咬伤

症状表现

1.怕光。

2.恐水。

3.怕风。

4.畏声。

图解大中医漫画丛书

病因学说

毒蛇咬伤则出现全身中毒症状，如不及时救治，常导致中毒死亡。

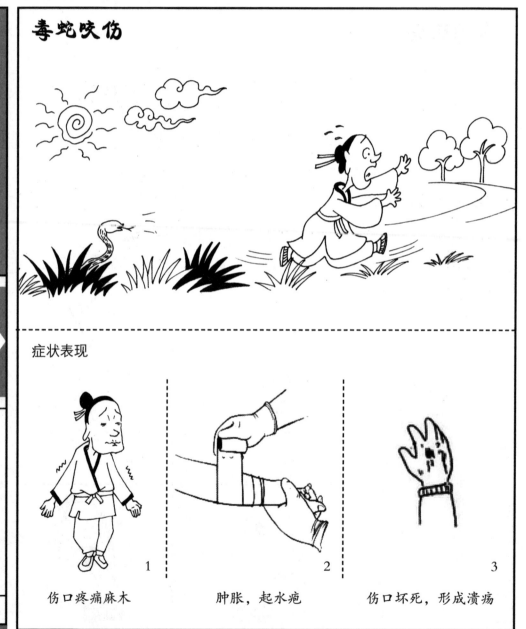

毒蛇咬伤

症状表现

1
伤口疼痛麻木

2
肿胀，起水疱

3
伤口坏死，形成溃疡

病理因素

痰饮

　　痰饮是中医中的一个术语或概念。痰和饮，都是脏腑病理变化的产物，分有形和无形两类。有形的痰饮是指视之可见，触之可及，听之有声的痰或饮而言。这类痰或饮的区分，一般浓度较大，较为黏稠的叫痰；而浓度较小，较为清稀的称为饮，合称痰饮。

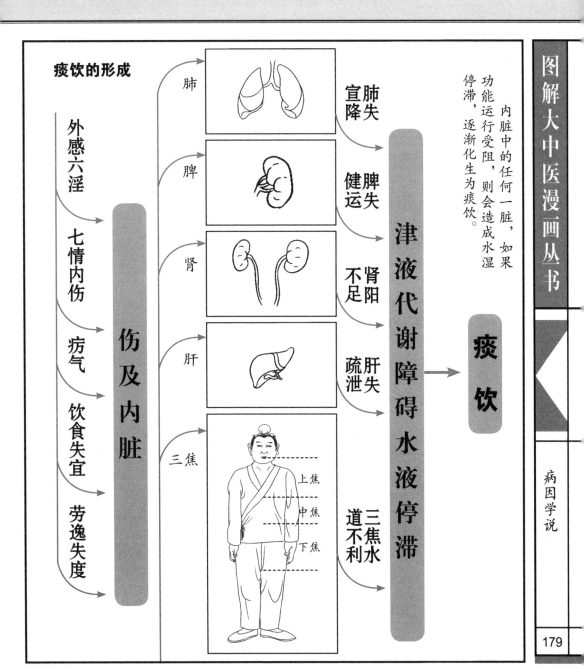

痰饮的形成

外感六淫

七情内伤

疠气

饮食失宜

劳逸失度

伤及内脏

肺　宣肺降失

脾　健脾运失

肾　肾阳不足

肝　疏肝泄失

三焦　三焦水道不利

津液代谢障碍 水液停滞

痰饮

内脏中的任何一脏，如果功能运行受阻，则会造成水湿停滞，逐渐化生为痰饮。

图解大中医漫画丛书

病因学说

痰饮、悬饮、溢饮和支饮停留的部位及症状

痰不仅是指咳吐出来有形可见的痰液，还包括瘰疬、痰核和停滞在脏腑经络等组织中的痰液，临床上可通过其所表现的证候来确定，这种痰称为"无形之痰"。饮，即水液停留于人体局部者，因其所停留的部位及症状不同而有不同的名称。如《金匮要略》即有"痰饮""悬饮""溢饮""支饮"等区分。

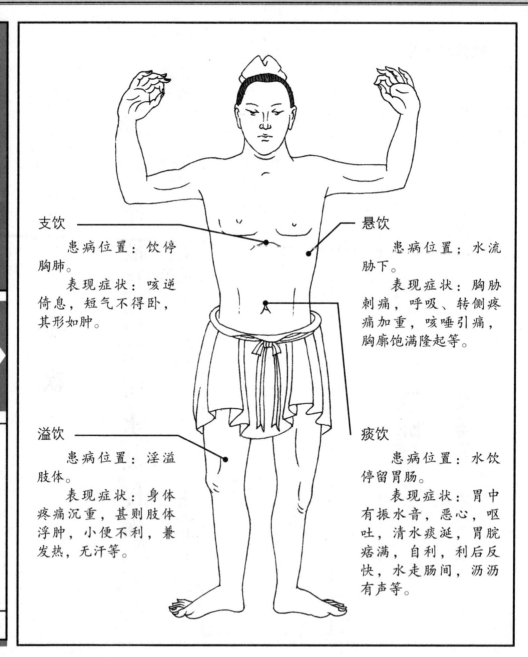

支饮 ————

患病位置：饮停胸肺。

表现症状：咳逆倚息，短气不得卧，其形如肿。

悬饮

患病位置：水流胁下。

表现症状：胸胁刺痛，呼吸、转侧疼痛加重，咳唾引痛，胸廓饱满隆起等。

溢饮 ————

患病位置：淫溢肢体。

表现症状：身体疼痛沉重，甚则肢体浮肿，小便不利，兼发热，无汗等。

痰饮

患病位置：水饮停留胃肠。

表现症状：胃中有振水音，恶心，呕吐，清水痰涎，胃脘痞满，自利，利后反快，水走肠间，沥沥有声等。

图解大中医漫画丛书

一本就能看懂中医基础篇

瘀血

全身血液运行不畅或局部血液停滞于经脉内、淤积于器官内，或溢出经脉外而积存于组织间隙，都称为瘀血。瘀血形成后，可以阻塞经脉，或在经脉之外压迫经脉又影响气血的运行，导致脏腑失去濡养出现功能失调，引起许多疾病。

瘀血的成因

1.因外伤出血，血液流出脉管积存于体腔或组织间隙。

2.因气滞血停导致阴气虚损，鼓动无力，血的运行因之迟滞。

3.因寒在血脉，血凝成瘀，寒入于经，经脉蜷缩而拘急。

4.有因热盛迫血妄行，血液离开脉道，积而成瘀。

5.肝气郁结、疏泄不利，出现鼻衄、龈血、皮下瘀斑。

6.有因热极伤阴、伤血、血热互结成瘀。

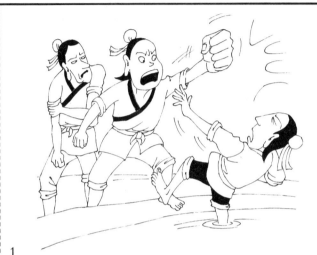

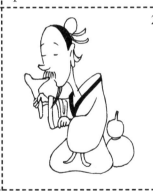

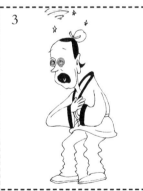

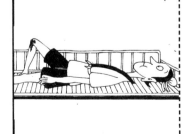

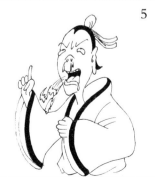

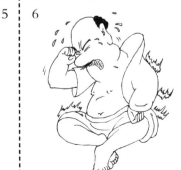

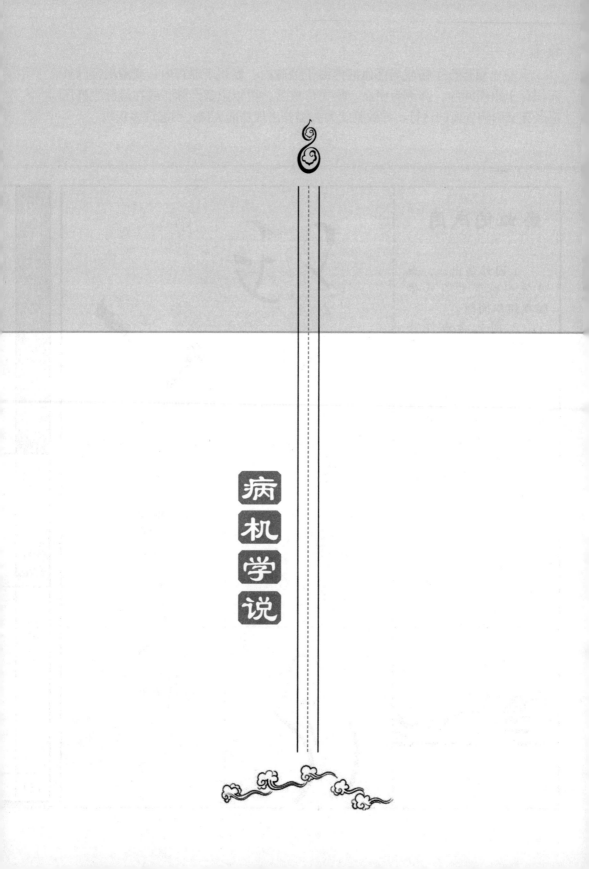

病机学说

病机，是指疾病发生、发展、变化及其结局的机理。以阴阳五行、气血津液、藏象、经络、病因和发病等基础理论，探讨和阐述疾病发生、发展、变化和结局的机理及其基本规律，即病机学说。

病机学说的主要内容

中医学认为，疾病的发生、发展和变化，与患病机体的体质强弱和致病邪气的性质密切相关。病邪作用于人体，人体正气奋起而抗邪，引起了正邪相争。斗争的结果，邪气对人体的损害居于主导地位，破坏了人体阴阳的相对平衡，或使脏腑气机升降失常，或使气血功能紊乱，并进而影响全身脏腑组织器官的生理活动，从而产生一系列的病理变化。

图解大中医漫画丛书

一本就能看懂中医基础篇

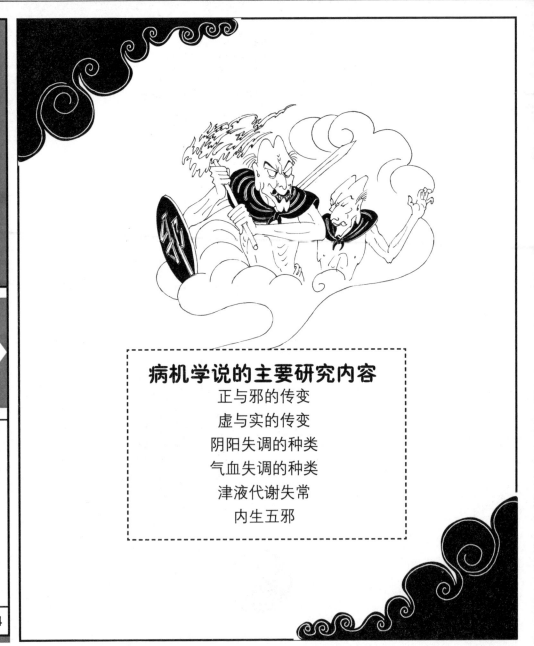

病机学说的主要研究内容

正与邪的传变

虚与实的传变

阴阳失调的种类

气血失调的种类

津液代谢失常

内生五邪

正与邪的传变

　　在疾病的发生发展过程中，正与邪斗争力量的对比，决定着疾病发展的方向和结局。就是说，在这种斗争中，一方面正气发挥着它的维持人体正常生理机能的作用，另一方面人体也每时每刻不在受着邪气的侵袭，二者不断地发生斗争，也不断地取得平衡和统一，保证了人体的健康。这样，我们就可以知道，疾病的发生主要关系到邪气和正气两个方面。

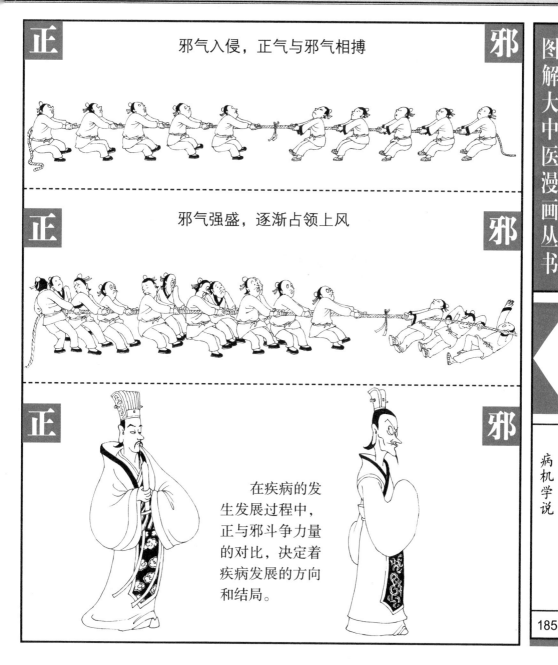

正　邪气入侵，正气与邪气相搏　邪

正　邪气强盛，逐渐占领上风　邪

正　　在疾病的发生发展过程中，正与邪斗争力量的对比，决定着疾病发展的方向和结局。　邪

图解大中医漫画丛书

病机学说

实证

当疾病发生时，人体内的邪气亢盛，而正气尚未虚衰，正邪两股力量相当，其斗争尤为激烈，表现以邪气盛实为主，即为实证。

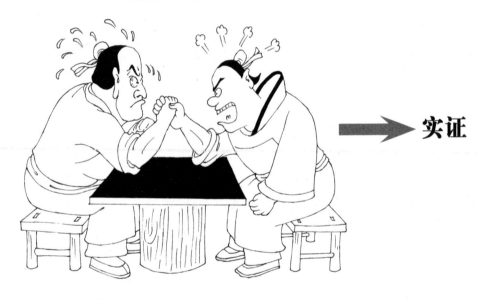

邪盛正未衰

邪　　正

实证

发病后，邪气亢盛，正气不大虚，还足以同邪气相抗衡，临床表现为亢盛有余的实证。实证必有外感六淫或痰饮、食积、瘀血等病邪滞留不解的特殊表现。一般多见于疾病的初期或中期，病程一般较短，如外感热病进入热盛期阶段，出现了以大热、大汗、大渴、脉洪大等"四大"症状，或潮热、谵语、狂躁、腹胀满坚硬而拒按、大便秘结、手足微汗出、舌苔黄燥、脉沉数有力等症状，前者称"阳明经证"。就邪正关系说来，它们皆属实，就疾病性质来说它们都属热，所以称实热证。此时，邪气虽盛，但正气还没有大伤，还能奋起与邪气斗争，邪正激烈斗争的结局，以实热证的形式表现出来。或者因痰、食、水、血等滞留于体内引起的痰涎壅盛、食积不化、水湿泛滥、瘀血内阻等病变，都属于实证。

实证症状

实证的主要症状为：发热，烦躁，神志不清，胡言乱语；呼吸气粗，痰涎壅盛；腹胀痛拒按，大便秘结；下利，里急后重，小便不利，淋漓涩痛；舌苔厚腻，脉实有力。

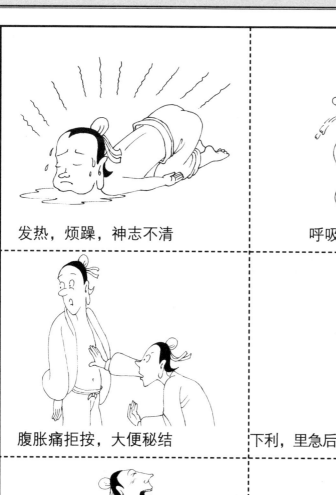

发热，烦躁，神志不清

呼吸气粗，痰涎壅盛

腹胀痛拒按，大便秘结

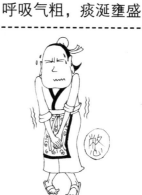

下利，里急后重，小便不利，淋漓涩痛

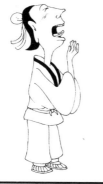

舌苔厚腻

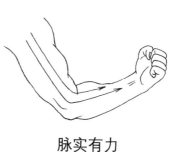

脉实有力

病机学说

虚证

　　所谓虚，是指正气不足，抗病能力减弱，以正气不足为主要矛盾的一种病理变化。虚所表现的证候，称之为虚证。或体质素虚，或疾病后期，或大病久病之后，气血不足，伤阴损阳，导致正气虚弱，正气对病邪虽然还在抗争，但力量已经显示出严重不足，难以出现较剧烈的病理反应。

图解大中医漫画丛书

一本就能看懂中医基础篇

188

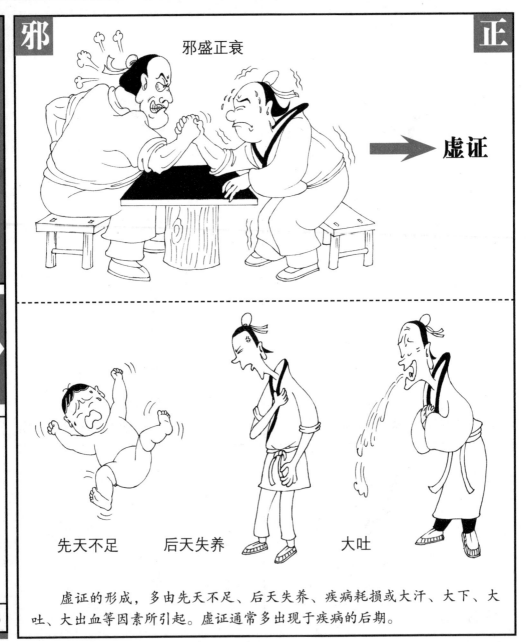

邪

正

邪盛正衰

虚证

先天不足　　后天失养　　　　　大吐

　　虚证的形成，多由先天不足、后天失养、疾病耗损或大汗、大下、大吐、大出血等因素所引起。虚证通常多出现于疾病的后期。

虚证症状

一般多见于疾病的后期和慢性疾病过程中。如大病、久病，消耗精气，或大汗、吐利、大出血等耗伤人体气血津液、阴阳，都会导致正气虚弱，出现阴阳气血虚损之证。如崩漏，由于大量出血，其症状除了出血之外，同时伴有面色苍白或萎黄、神疲乏力、心悸、气短、舌淡、脉细、小便失禁等。

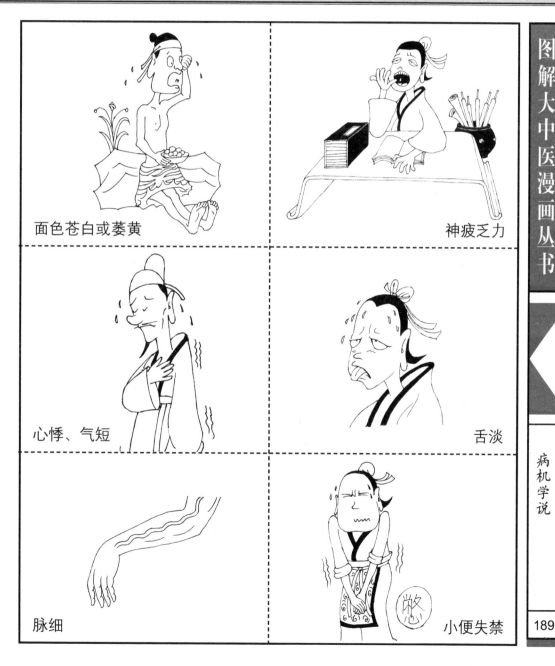

面色苍白或萎黄

神疲乏力

心悸、气短

舌淡

脉细

小便失禁

图解大中医漫画丛书

病机学说

虚与实的传变

在疾病发展过程中，邪气和正气的亢盛或衰弱会随着病情的发展而发生变化，因而病机也会出现虚实转化。虚实转变主要包括：因实致虚、因虚致实、虚实错杂、真虚假实、真实假虚。

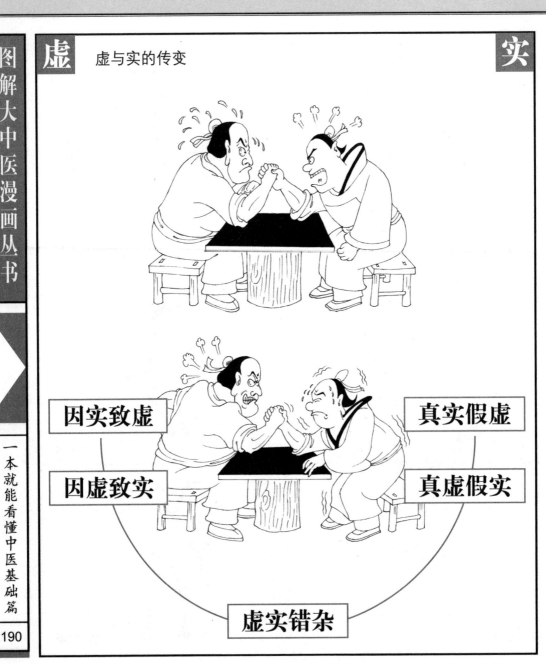

影响虚实传变的因素

　　在虚实转化过程中，其影响传变的因素主要有以下几种：如体质因素、病邪性质、地域气候、生活方式、医疗护理和意外因素等。

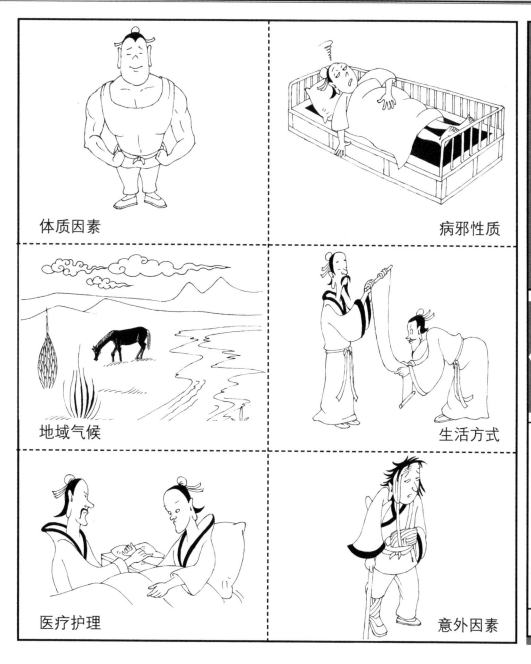

体质因素

病邪性质

地域气候

生活方式

医疗护理

意外因素

由实转虚

　　疾病在发展过程中，邪气盛，正气不衰，由于误治、失治，病情迁延，虽然邪气渐去，但是人体的正气、脏腑的生理功能已受到损伤，因而疾病的病理变化由实转虚。

图解大中医漫画丛书

一本就能看懂中医基础篇

192

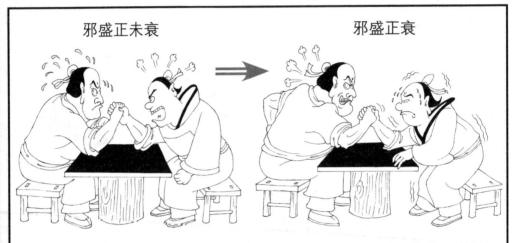

邪盛正未衰　　　　　　　邪盛正衰

由实证　　　　　　**转虚证**

邪气盛，正气不衰 ————因误治、失治，导致病情迁延 ————→ 邪气盛，正气衰
　　　　　　　　　难愈，人体正气、脏腑功能受损

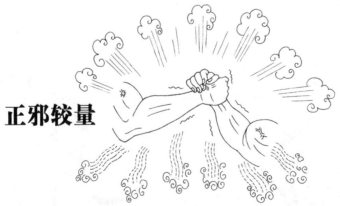

正邪较量

　　例如，外感性疾患，疾病初期多属于实，如表寒证或表热证等，由于治疗不及时或治疗不当，护理失宜，或年高体弱，抗病能力较差，从而病情迁延不愈，正气虚损，可逐渐形成肌肉消瘦、纳呆食少、面色不华、气短乏力等肺脾功能衰减之虚象，这是由实转虚。

因虚致实

所谓因虚致实，是由于正气本身虚，脏腑生理功能低下，导致气、血、水等不能正常运行，产生了气滞、瘀血、痰饮、水湿等实邪停留体内之害。此时，正气不足，脏腑也衰，故谓之因虚致实。

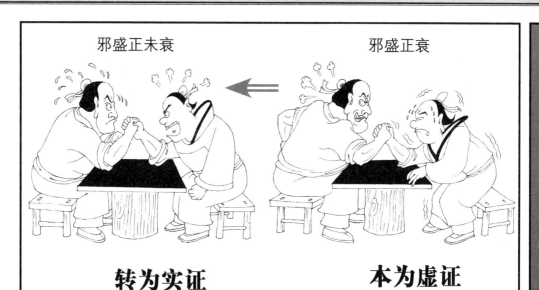

邪盛正未衰　　　　　　　　邪盛正衰

转为实证　　　　　　**本为虚证**

如肾阳虚衰，不能主水，而形成的阳虚水停之候，既有肾脏温化功能减退的虚象，又有水液停留于体内的一派邪实之象，这种水湿泛滥乃由肾阳不足，气化失常所致，故称之为因虚致实。实际上，因虚致实是正气不足，邪气亢盛的一种虚实错杂的病理变化。

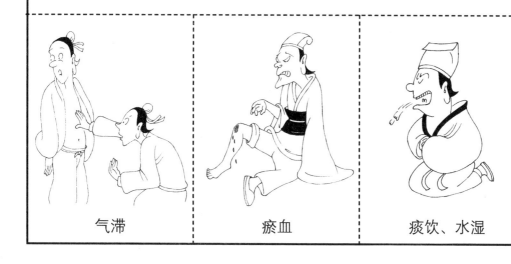

气滞　　　　　瘀血　　　　痰饮、水湿

虚实错杂

　　虚实错杂包括虚中夹实和实中夹虚两种病理变化。在疾病过程中，由于疾病的失治或治疗不当，以致病邪久留，损伤正气；或因正气本就虚，无力驱邪外出，而致水湿、痰饮、瘀血等病理产物的凝结阻滞，往往可以形成虚实同时存在的虚中夹实、实中夹虚等虚实错杂的病理变化。

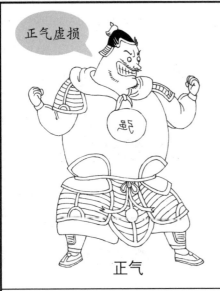

正气虚损

正气

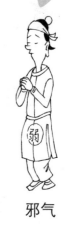

实邪侵扰

邪气

虚中夹实

　　虚中夹实是指以虚为主，又兼夹实候的病理变化。如脾阳不振之水肿即属于此。脾阳不振，运化无权，皆为虚候；水湿停聚，发为浮肿为实。上述病理变化以虚为主，实居其次。

实中夹虚

　　实中夹虚是以实为主，兼见虚证的一种病理变化。如外感热病在发展过程中，常见实热伤津之象，因邪热炽盛而见高热、汗出、便秘、舌红、脉数之实象，又兼口渴、尿短赤等邪热伤津之征，病本为实为热，津伤源于实热，而属于虚，此为实中夹虚。

　　分析虚实错杂的病机，应根据邪正之孰缓孰急，虚实之孰多孰少，来确定虚实之主次。

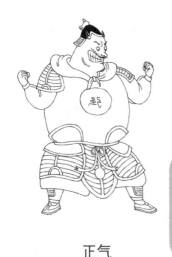

正气虚损

正气

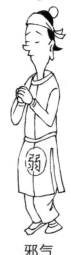

实邪侵扰

邪气

真虚假实

真虚假实之虚指病理变化的本质，而实则是表面现象，是假象。

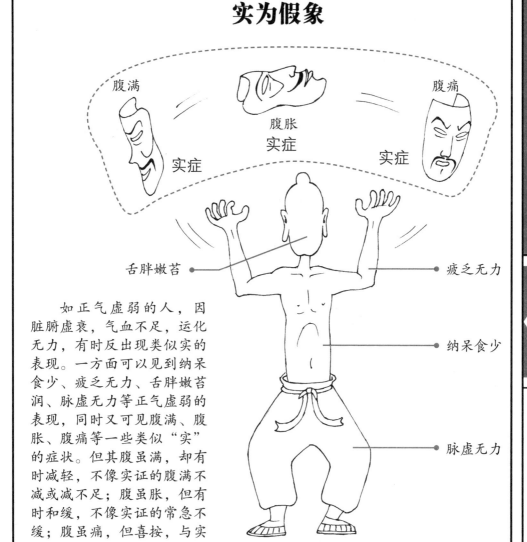

实为假象

腹满 实症

腹胀 实症

腹痛 实症

舌胖嫩苔

疲乏无力

纳呆食少

脉虚无力

如正气虚弱的人，因脏腑虚衰，气血不足，运化无力，有时反出现类似实的表现。一方面可以见到纳呆食少、疲乏无力、舌胖嫩苔润、脉虚无力等正气虚弱的表现，同时又可见腹满、腹胀、腹痛等一些类似"实"的症状。但其腹虽满，却有时减轻，不像实证的腹满不减或减不足；腹虽胀，但有时和缓，不像实证的常急不缓；腹虽痛，但喜按，与实证的腹痛拒按不同。所以病机的本质为虚，实为假象，即真虚假实。

本质为虚

真实假虚

真实假虚的病机本质为实，而虚则是表面现象，为假象。

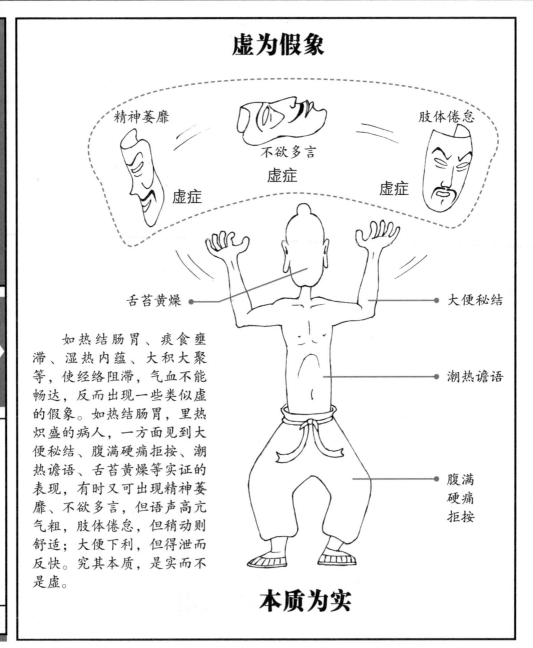

虚为假象

精神萎靡　虚症

不欲多言　虚症

肢体倦怠　虚症

舌苔黄燥

大便秘结

潮热谵语

腹满硬痛拒按

如热结肠胃、痰食壅滞、湿热内蕴、大积大聚等，使经络阻滞，气血不能畅达，反而出现一些类似虚的假象。如热结肠胃，里热炽盛的病人，一方面见到大便秘结、腹满硬痛拒按、潮热谵语、舌苔黄燥等实证的表现，有时又可出现精神萎靡、不欲多言，但语声高亢气粗，肢体倦怠，但稍动则舒适；大便下利，但得泄而反快。究其本质，是实而不是虚。

本质为实

图解大中医漫画丛书

一本就能看懂中医基础篇

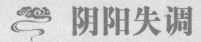

阴阳失调

阴阳失调,即阴阳之间失去平衡协调的简称,是指在疾病过程中,由于各种致病因素的影响,邪正之间的斗争,导致机体阴阳双方失去相对的协调平衡,而出现偏盛、偏衰、互损、格拒、亡失等一系列病理变化。

阴盛		阳盛格阴
阳盛		亡阴
阴盛格阳		亡阳

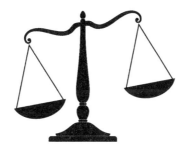

阴阳失调

阴阳失调的病理变化,其主要表现,不外阴阳盛衰、阴阳互损、阴阳格拒、阴阳转化以及阴阳亡失等几个方面,其中阴阳偏盛偏衰则是各种疾病最基本的病理变化,这种变化通过疾病性质的寒热而表现出来。

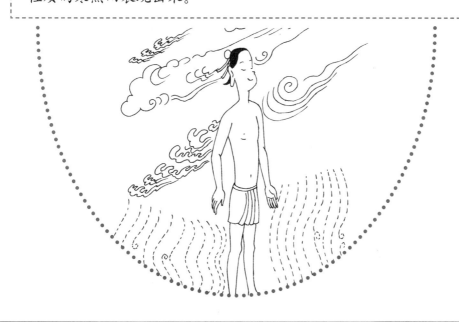

阴偏盛

阴偏盛，是指在疾病过程中，机体阴气病理性偏盛，功能障碍或减退，产热不足，以及阴寒性病理产物积聚的病理状态。多由于感受寒湿阴邪，或过食生冷之物，寒滞中阳，遏抑阳气温煦作用的发挥，从而导致阳不制阴，阴寒内盛。

图解大中医漫画丛书

一本就能看懂中医基础篇

198

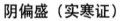

阴偏盛（实寒证）

邪气入侵初期，阴邪虽偏盛，但机体阳气尚未衰退。

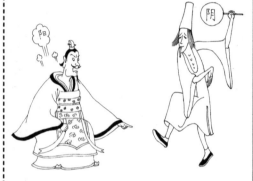

阴盛阳衰（虚寒证）

在邪气入侵的过程中，如果不及时制约阴寒邪气而久病不愈，就会导致阳气虚弱，形成虚寒证。

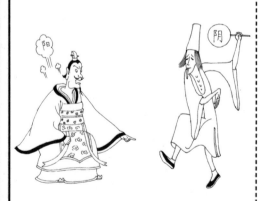

阳偏衰（虚寒证）

随着疾病的加深，阳气随之衰弱，则无法制约阴邪，就会出现阴邪相对偏盛的虚寒证。

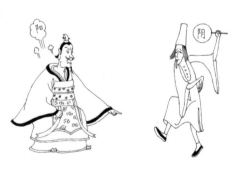

阴阳俱损

阴阳互为依存，机体阳气长期亏虚，则会导致阴液随之亏损，最终会出现阴阳俱损。

阳偏盛

　　阳偏盛，是指在疾病过程中，机体阳气病理性偏盛，功能亢奋，热量过剩的病理状态。多由于感受阳热邪气，或虽外感阴邪，但从阳化热；或由于情志内伤，五志过极而化火；或因痰湿、瘀血、食积等郁久化热所导致。

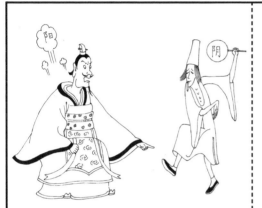

阳偏盛（实热证）
　　当温热邪气入侵初期，体内阳邪虽偏盛，但机体阴液尚未衰退。

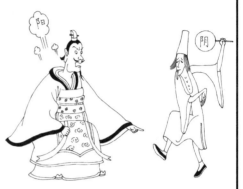

阳盛阴衰（虚热证）
　　实热证长期不愈，体内阴液会被阳邪逐渐灼伤，从而形成阴液亏虚不足、阳邪越发亢盛。

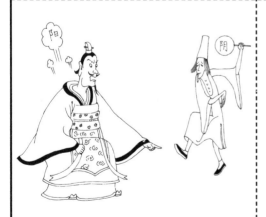

阴偏衰（虚热证）
　　体内阴液亏虚，阴气虚弱，此时，阳邪得不到阴液的制约，从而导致阳邪相对偏盛。

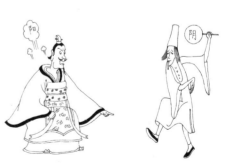

阴阳俱损
　　阴阳互为依存，阳无阴则不生，阳气随之亏损，最终导致阴阳俱损。

阴盛格阳

又称"格阳",是指阳气虚衰之极,阳不制阴,阴寒之邪偏盛,壅闭于内,逼迫阳气浮越于外,而相互格拒的病理状态。其病理本质是虚寒之重证,但由于阴盛而格阳于外,故在四肢厥冷、小便清长、舌淡苔白等阴寒症,另还表现出面红、身热,口渴欲饮,但喜热饮量少等假热之象,故称为真寒假热证。

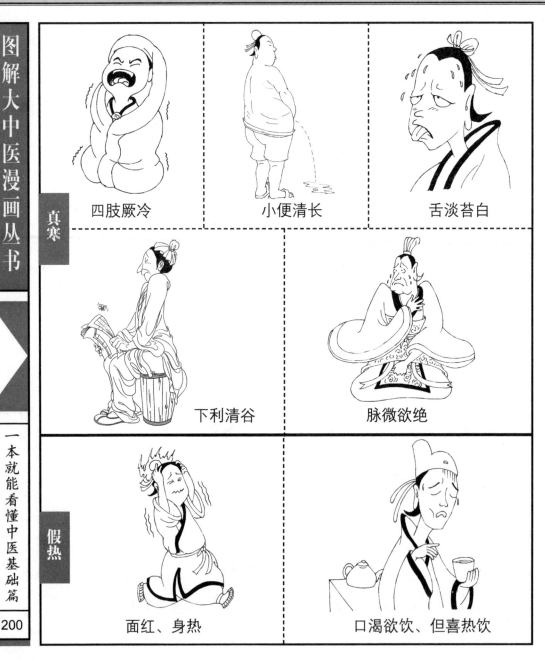

真寒

四肢厥冷　小便清长　舌淡苔白

下利清谷　脉微欲绝

假热

面红、身热　口渴欲饮、但喜热饮

图解大中医漫画丛书

一本就能看懂中医基础篇

阳盛格阴

又称"格阴"，是指邪热极盛，深伏于里，阳气郁闭于内，不能透达肢体，而致格阴于外的病理状态。其病理本质是阳热内盛，但由于格阴于外，故表现出烦渴饮冷、面红气粗、胸腹灼热、口干舌燥、尿黄便干、舌红苔黄等阳盛症状，另还表现有四肢厥冷、脉沉伏等假寒之象，故称为真热假寒证。

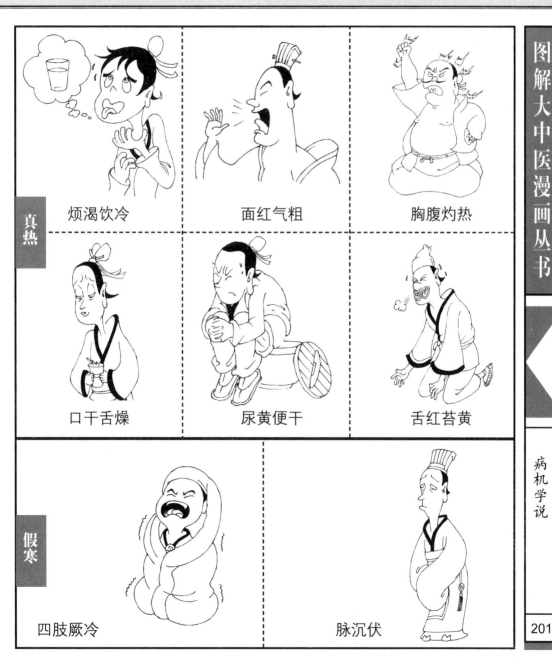

真热

烦渴饮冷　　　　　面红气粗　　　　　胸腹灼热

口干舌燥　　　　　尿黄便干　　　　　舌红苔黄

假寒

四肢厥冷　　　　　　　　脉沉伏

图解大中医漫画丛书

病机学说

亡阴

亡阴，是由于机体阴液大量消耗，从而使属于阴的功能突然严重衰竭，由此而导致生命垂危的一种病理状态。

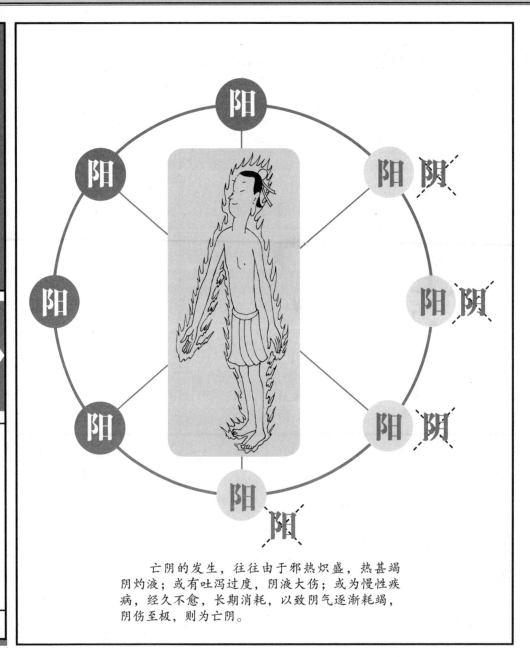

亡阴的发生，往往由于邪热炽盛，热甚竭阴灼液；或有吐泻过度，阴液大伤；或为慢性疾病，经久不愈，长期消耗，以致阴气逐渐耗竭，阴伤至极，则为亡阴。

亡阳

　　亡阳，机体阳气散失殆尽，阳气消耗太过，从而发生危及生命的一种病理变化。

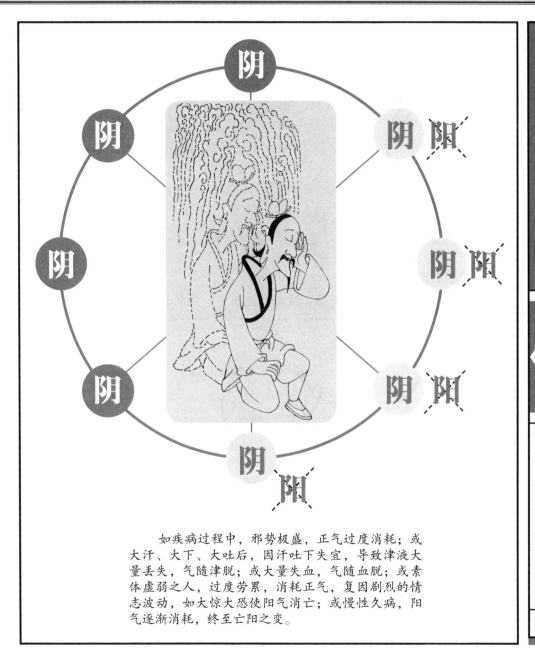

　　如疾病过程中，邪势极盛，正气过度消耗；或大汗、大下、大吐后，因汗吐下失宜，导致津液大量丢失，气随津脱；或大量失血，气随血脱；或素体虚弱之人，过度劳累，消耗正气，复因剧烈的情志波动，如大惊大恐使阳气消亡；或慢性久病，阳气逐渐消耗，终至亡阳之变。

气血失调

气血是人体脏腑、经络等一切组织器官进行生理活动的物质基础，而气血的生成与运行又有依赖于脏腑生理功能的正常。因此，脏腑发病必然会影响到全身的气血，而气血的病变也必然影响到脏腑。气血病理变化总是通过脏腑生理功能的异常而反映出来。

图解大中医漫画丛书

一本就能看懂中医基础篇

204

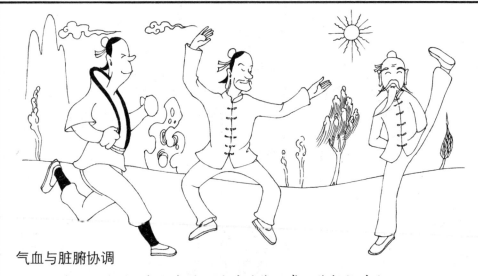

气血与脏腑协调

人体阴阳协调，气血充盈，脏腑功能正常，能抵抗外邪。

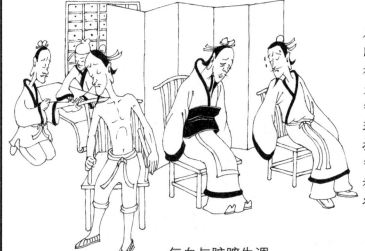

气属于阳，血属于阴，气与血之间具有阴阳相随、相互依存、相互为用的关系。一旦气血失调，则会出现气滞血瘀、气不摄血、气随血脱、气血两虚、气血失和及不荣经脉等症状。

气血与脏腑失调

人体阴阳失调，气血不足或发生病变，势必会影响脏腑，从而引发疾病。

气失调

　　气的病变，包括气的生成不足或耗散太过，气的运行失常，以及气的生理功能减退等，具体表现为气虚、气逆、气脱、气陷、气滞、气闭几个方面。

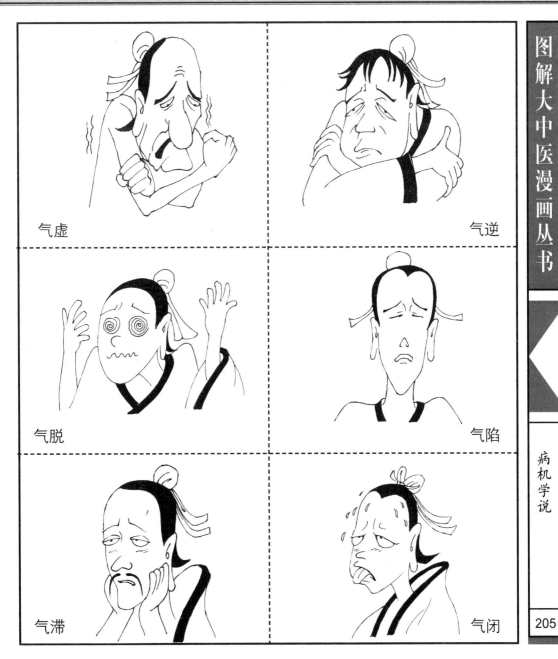

气虚

气逆

气脱

气陷

气滞

气闭

病机学说

气虚

气虚是指元气不足，全身或某些脏腑功能衰退的病理变化。气虚主要表现为元气不足，脏腑功能活动减退，以及机体抗病能力下降等方面，其形成的主要原因多是先天不足，或后天失养，或肺脾肾功能失调，也可因劳伤过度、久病耗伤、年老体弱所致。

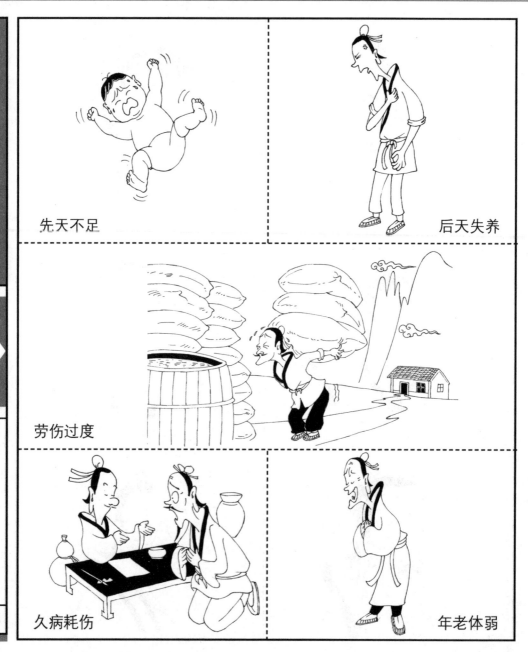

先天不足

后天失养

劳伤过度

久病耗伤

年老体弱

图解大中医漫画丛书

一本就能看懂中医基础篇

气虚症状

　　气虚多见于慢性疾患、老年患者、营养缺乏、疾病恢复期以及体质衰弱等病变。其临床表现以少气懒言、疲倦乏力、脉细软无力、容易出汗等症为重要特点。

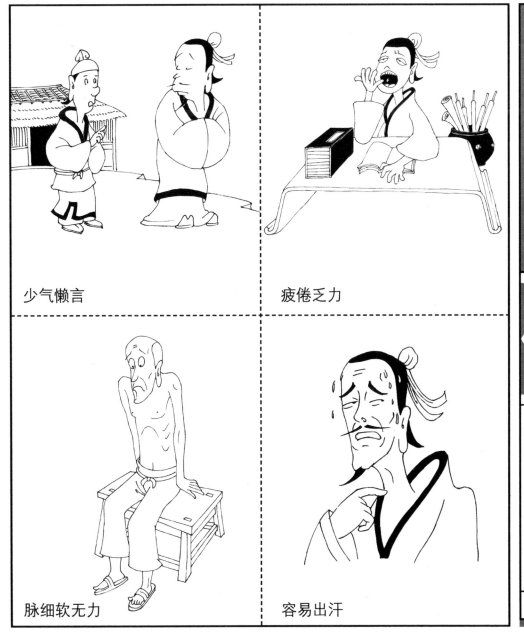

少气懒言

疲倦乏力

脉细软无力

容易出汗

病机学说

气逆

　　气逆是气机逆乱、失常之统称。气逆，主要指气机上逆，是气机升降失常，脏腑之气逆乱的一种病理变化。气逆多由情志所伤，或因饮食寒温不适，或因痰浊壅阻等所致。气逆最常见于肺、胃和肝等脏腑。

图解大中医漫画丛书

一本就能看懂中医基础篇

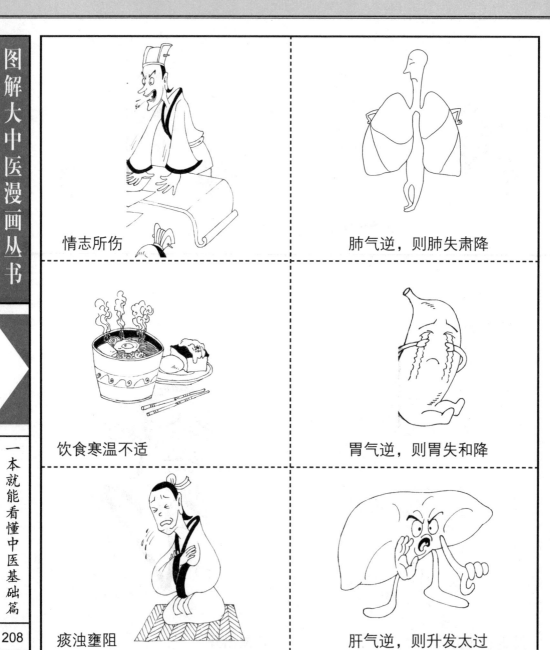

情志所伤

肺气逆，则肺失肃降

饮食寒温不适

胃气逆，则胃失和降

痰浊壅阻

肝气逆，则升发太过

气逆症状

　　肺以清肃下降为顺，若肺气逆，则肺失肃降，发为咳逆上气；胃气宜降则和，若胃气逆，则胃失和降，发为恶心、呕吐、嗳气、呃逆；肝主升发，若肝气逆，则升发太过，发为头痛胀，面红目赤而易怒。

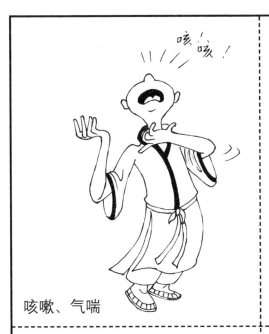

咳嗽、气喘

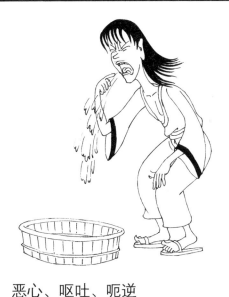

恶心、呕吐、呃逆

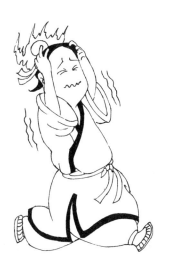

头痛胀

面红、目赤、易怒

病机学说

气脱

气脱是指气虚之极而有脱失消亡之危的一种病理变化。由于体内气血津液严重损耗，以致脏腑生理功能极度衰退，真气外泄而陷于脱绝危亡之境。气脱有虚脱、暴脱之分。

虚脱

精气逐渐消耗，引起脏腑功能极度衰竭。

暴脱

精气骤然消耗殆尽；引起阴竭阳亡

气脱

真气外泄

真气外泄

真气外泄

弱

生化不足

不能充盈血脉

无法滋养脏腑 皮肤

气　血　津　液

图解大中医漫画丛书

一本就能看懂中医基础篇

气脱原因

因体内阳气严重耗损，或因大出血、大汗等，导致阳气不能内守而外散脱失，从而使脏腑生理功能极度衰退，突然发生衰竭。

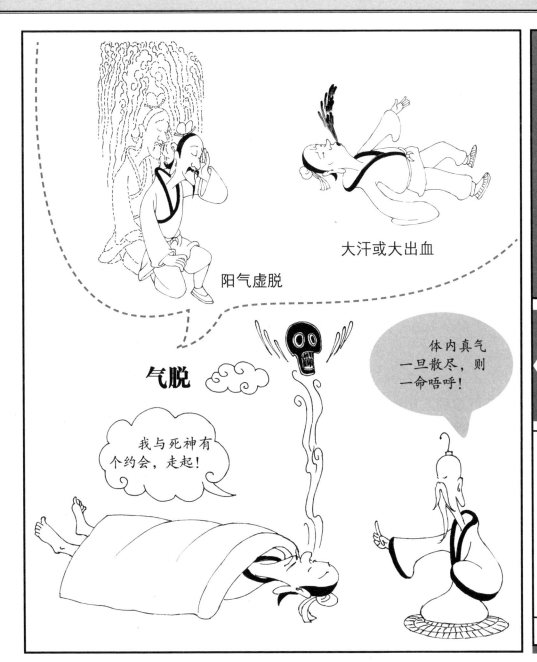

阳气虚脱

大汗或大出血

气脱

我与死神有个约会，走起！

体内真气一旦散尽，则一命呜呼！

气脱症状

　　心气虚脱则心神浮越，脉微细欲绝；肝气虚脱则目视昏蒙，四肢微搐；脾气虚脱则肌肉大脱，泻痢不止。

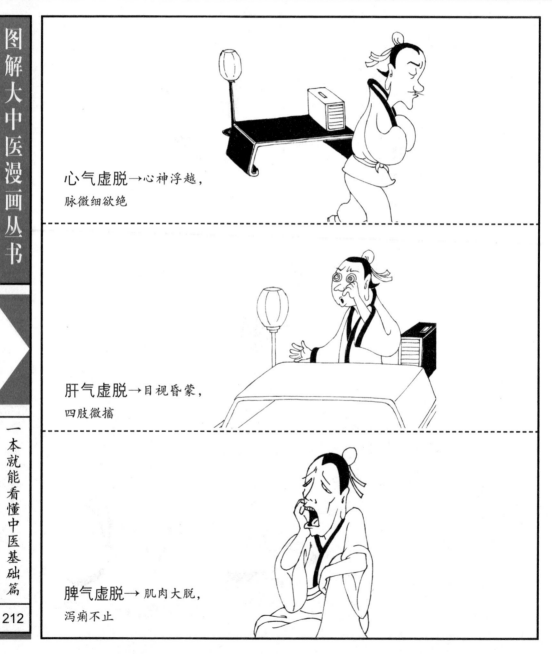

心气虚脱→心神浮越，脉微细欲绝

肝气虚脱→目视昏蒙，四肢微搐

脾气虚脱→肌肉大脱，泻痢不止

肺气虚脱则呼吸息高，鼾声如雷；肾气虚脱则诸液滑遗，呼气困难。阴气暴脱则肤皱眶陷，烦躁昏谵；阳气暴脱则冷汗如珠，四肢厥逆等。

肺气虚脱→呼吸息高，
鼾声如雷

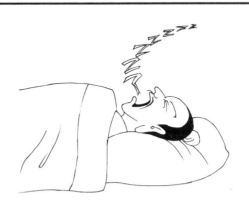

肾气虚脱→诸液滑遗，
呼气困难

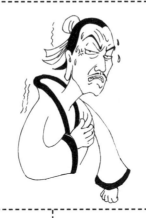

阴气暴脱→肤皱
眶陷，烦躁昏谵

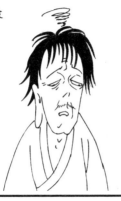

阳气暴脱→冷汗如珠，
四肢厥逆

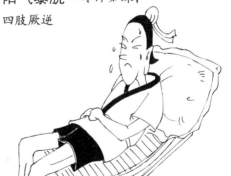

气陷

　　气陷为气虚病机之一，是以气的升举无力，应升反降为主要特征的一种病理变化。气陷多因气虚进一步发展而来。

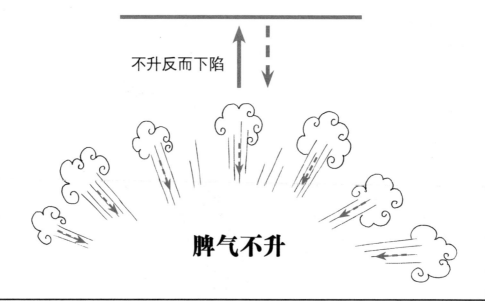

气机虚弱，向上升举的力量微弱，有时甚至不升反而下陷

不升反而下陷

脾气不升

清阳下降

气虚且下陷

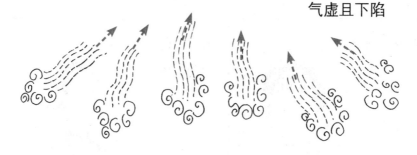

从气陷证的表现来看，既有气虚的症状，又有下陷的症状

气陷症状

　　脾宜升则健，脾气虚，易导致气陷，常称"中气下陷"。机体内脏位置的相对恒定，全赖于气的正常升降出入运动。所以，在气虚而升举力量减弱的情况下，就会引起某些内脏的下垂，如胃下垂、肾下垂、脱肛等，还可伴见腰腹胀满重坠、便意频频，以及短气乏力、语声低微、头目昏花、脉弱无力等症。

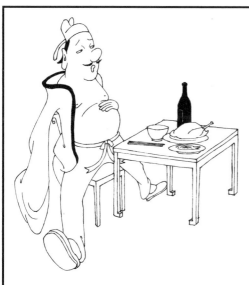

腹部坠胀，便意频频

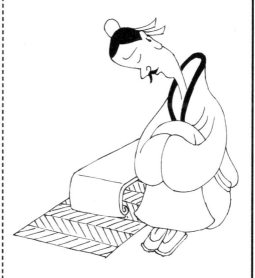

短气乏力，语声低微

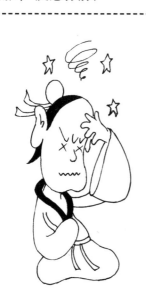

头目昏花

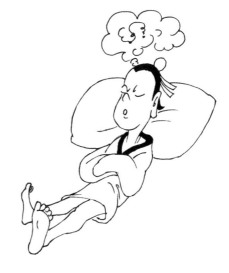

脉弱无力

图解大中医漫画丛书

病机学说

215

气滞

气滞是指某些脏腑经络或局部气机郁滞的病理变化。气滞主要是由于情志内郁，或痰、湿、食、积、瘀血等阻滞，以及外伤侵袭、用力努伤、跌仆闪挫等因素，使气机阻滞而不畅，从而导致某些脏腑经络的功能失调或障碍所致。

图解大中医漫画丛书

一本就能看懂中医基础篇

气生化受阻，必定累及血。气血不足，则脏腑失养。

气机受阻

气机受阻

气机受阻

气机受阻

气机受阻

气机受阻

情志内郁

痰饮、水湿、食积、瘀血等阻滞气的运行

外伤侵袭、跌打损伤使气机阻滞而不畅

气滞症状

气滞导致肝的疏泄功能失调，从而使肝气郁结，则头目胀痛、胸胁胀痛。另外，气滞会影响到脾胃的升清与降浊功能，则会导致脘腹胀痛。气滞的主要症状为：血瘀、水湿、痰饮及水肿。

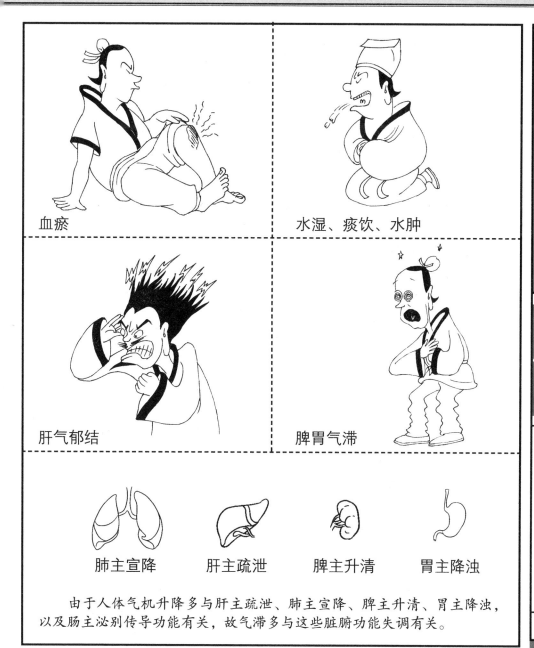

血瘀

水湿、痰饮、水肿

肝气郁结

脾胃气滞

肺主宣降　　肝主疏泄　　脾主升清　　胃主降浊

由于人体气机升降多与肝主疏泄、肺主宣降、脾主升清、胃主降浊，以及肠主泌别传导功能有关，故气滞多与这些脏腑功能失调有关。

气闭

　　气闭是脏腑经络气机闭塞不通的一种病理变化。气闭多是风寒湿热痰浊等邪毒深陷于脏腑或郁闭于经络，以致某一窍隧失其通顺之常所致。

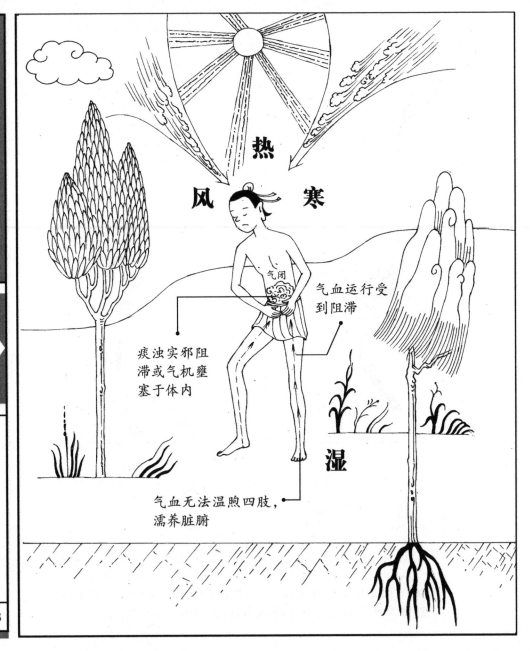

热

风　　寒

气闭

气血运行受到阻滞

痰浊实邪阻滞或气机壅塞于体内

湿

气血无法温煦四肢，濡养脏腑

气闭症状

　　心气内闭则谵语癫狂，神昏痉厥；胸肺气闭，则胸痹结胸，气喘声哑；膀胱气闭则小便不通；大肠气闭则大便秘结；经络气闭则关节疼痛等。其中以心闭神昏最为严重，一般所说的闭证，主要是指心气内闭而言。

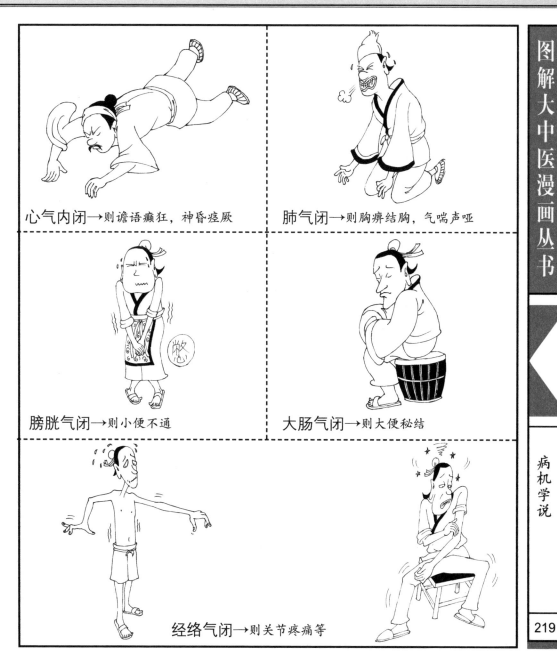

心气内闭→则谵语癫狂，神昏痉厥

肺气闭→则胸痹结胸，气喘声哑

膀胱气闭→则小便不通

大肠气闭→则大便秘结

经络气闭→则关节疼痛等

血失调

　　血虚是指血液不足，濡养功能减退的一种病理变化。血失调包括血虚、血瘀、血热和出血等。

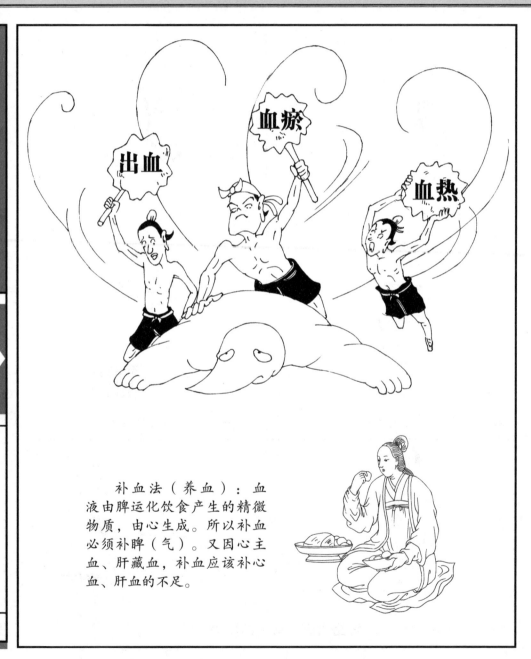

补血法（养血）：血液由脾运化饮食产生的精微物质，由心生成。所以补血必须补脾（气）。又因心主血、肝藏血，补血应该补心血、肝血的不足。

图解大中医漫画丛书

一本就能看懂中医基础篇

血虚形成的原因

　　血虚形成的原因有很多：1.失血过多，包括吐血、衄血、外伤出血等使血液大量丧失，而新血又不能及时生成和补充。2.久病不愈，慢性消耗等导致营血暗耗。3.脾胃为气血生化之源，脾胃虚弱，化源不足，导致生成血液的物质减少，或化生血液的功能减弱。4.瘀血阻滞，瘀血不去则新血不生等，最终导致全身血虚。

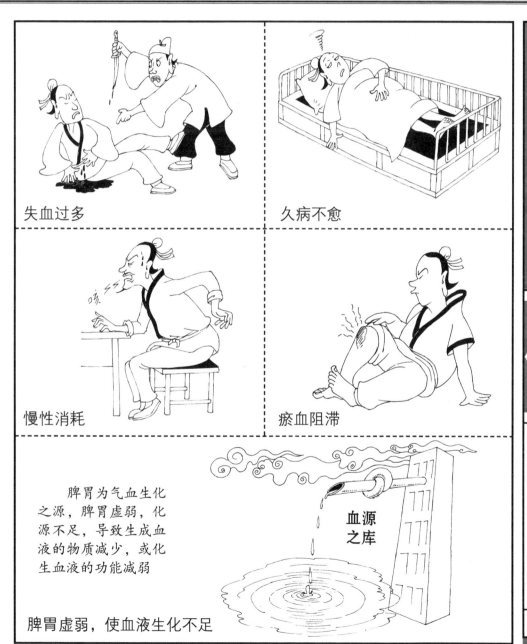

失血过多

久病不愈

慢性消耗

瘀血阻滞

　　脾胃为气血生化之源，脾胃虚弱，化源不足，导致生成血液的物质减少，或化生血液的功能减弱

血源之库

脾胃虚弱，使血液生化不足

血虚

心主导全身的血液，肝储藏血液，调节血量；脾为气血生化之源；肾精能化血。故血虚多与心、肝、脾、肾等脏功能失调关系密切。

由于心主血，肝藏血，脾为气血生化之源，肾精能化血，所以血虚多与心、肝、脾、肾等脏功能失调关系密切。血虚与阴虚同属阴血不足，但血虚是虚而无热象，而阴虚是虚而有热象。两者在病机上既有联系又有区别。

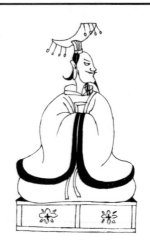

心主导全身的血液

血

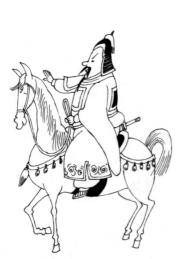

肝储藏血液，调节血量

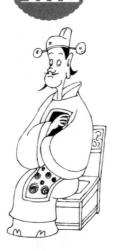

肾精能化血

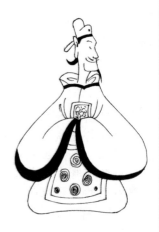

脾为气血生化之源

图解大中医漫画丛书

一本就能看懂中医基础篇

血虚的症状

　　血是维持人体生命活动的重要物质之一，对人体具有营养作用。因此，血液虚亏不能营养脏腑组织，必然导致全身或局部失于营养，生理功能逐渐减退等病理变化。

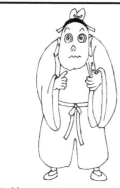

面部失养→会导致头晕目眩，目涩

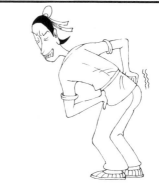

筋脉失养→会导致肢节屈伸不利

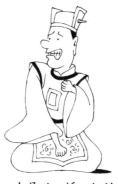

心脏失养→会导致心悸、怔忡

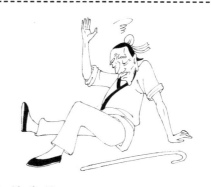

经络失养→会导致肢体麻木

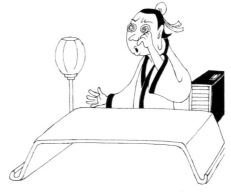

肝脏失养→会导致视力减退

血瘀

血瘀是指瘀血内阻，血行不畅的一种病理变化。气滞而致血行受阻，或气虚而血运迟缓，或痰浊阻于脉络，或寒邪入血，血寒而凝，或邪热入血，煎熬血液等，均足以形成血瘀，甚则血液瘀结而成瘀血。

图解大中医漫画丛书

一本就能看懂中医基础篇

224

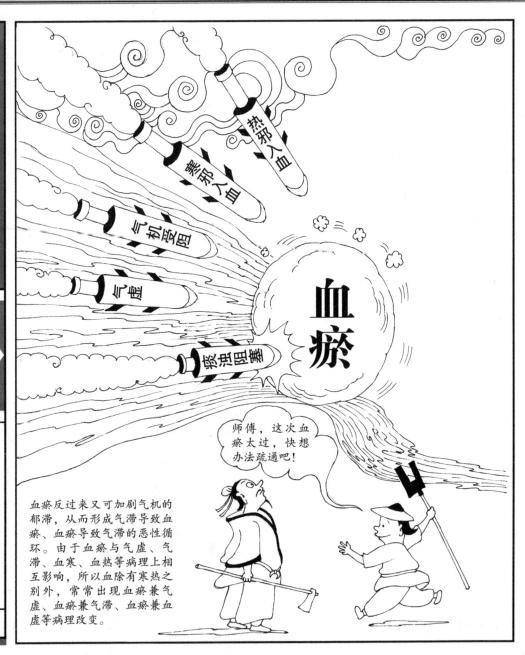

血瘀反过来又可加剧气机的郁滞，从而形成气滞导致血瘀、血瘀导致气滞的恶性循环。由于血瘀与气虚、气滞、血寒、血热等病理上相互影响，所以血除有寒热之别外，常常出现血瘀兼气虚、血瘀兼气滞、血瘀兼血虚等病理改变。

血瘀的症状

　　血瘀的病机主要是血行不畅。瘀血阻滞在脏腑、经络等某一局部时，则发为疼痛，痛有定处，得寒温而不减，甚则可形成肿块，称之为症。同时，可伴有面目黧黑、肌肤甲错、唇舌紫暗等症状。

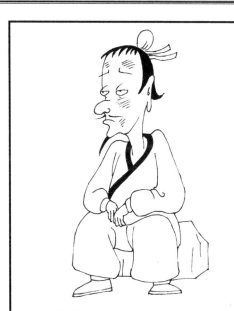

面目黧黑

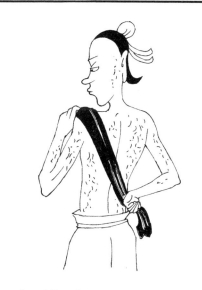

肌肤甲错（粗糙如鱼鳞甲）

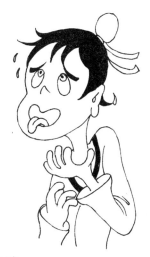

唇舌紫暗

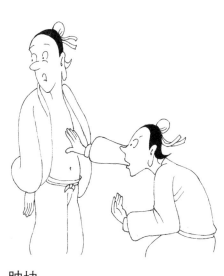

肿块

血热

　　血热是指血分有热，血行加速甚则瘀阻的一种病理变化。血热多由外感热邪侵袭机体，或外感寒邪入里化热，伤及血分以及情志郁结，郁久化火，火热内生，伤及血分所致。

图解大中医漫画丛书

一本就能看懂中医基础篇

226

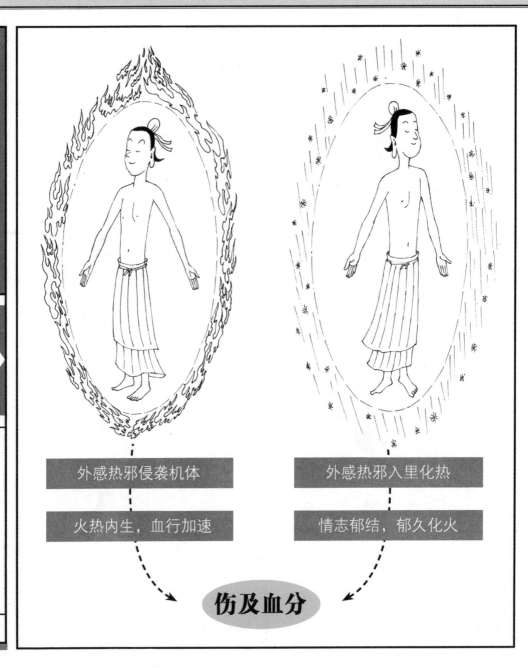

外感热邪侵袭机体

外感热邪入里化热

火热内生，血行加速

情志郁结，郁久化火

伤及血分

血热的症状

血受热邪侵扰会加速运行，甚至灼伤脉络，迫使血液妄行；热邪煎熬阴血和津液，因此血热总是既有热象，又有耗血、动血及伤阴等情况发生。血热的主要表现为身热、口干、烦躁、吐血、尿血等。

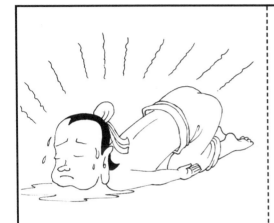

身热→热邪滞于体内，发生瘀寒

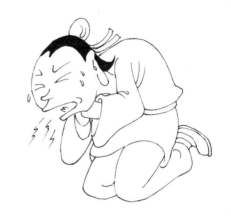

口干→热邪煎熬阴血，灼伤血中津液

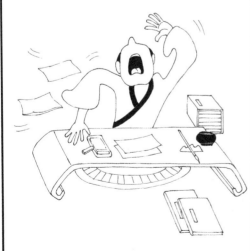

烦躁→热邪滞留体内，扰动心神

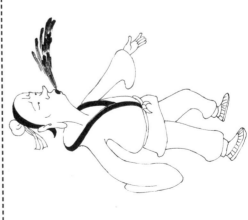

吐血、尿血→热邪灼脉，迫血妄行

津液代谢失常

津液亏虚——伤津

　　"津"充盈血脉，润泽脏腑，滋润皮毛和孔窍。通常，在产生热病的过程中，邪热煎熬津液或燥邪损伤肺胃津液会导致伤津。另外，如过度使用涌吐、发汗或泻下等方法也会耗损津液。

图解大中医漫画丛书

一本就能看懂中医基础篇

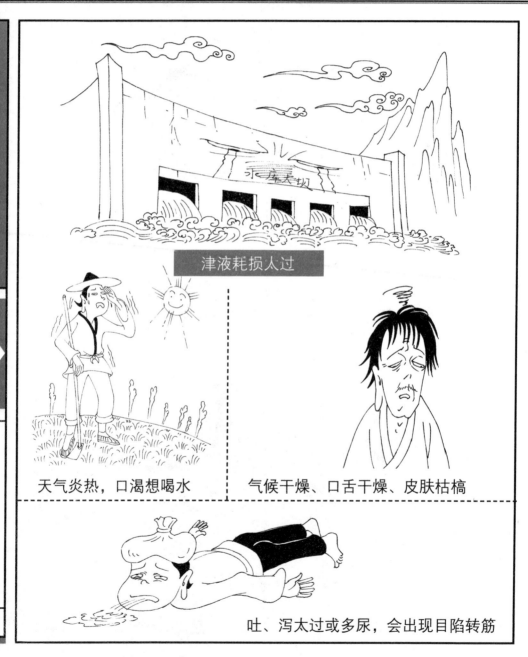

津液耗损太过

天气炎热，口渴想喝水

气候干燥、口舌干燥、皮肤枯槁

吐、泻太过或多尿，会出现目陷转筋

津液亏虚——伤阴

　　"液"，濡养脏腑，补养骨髓、脑髓，滑利关节。通常，伤阴不外乎以下几种：1.外感热邪灼伤阴液；2.体内阳气亢盛灼伤真阴；3.温热病后期，虚热灼伤真阴；4.暴怒伤阴；5.房事过度而耗损真阴。

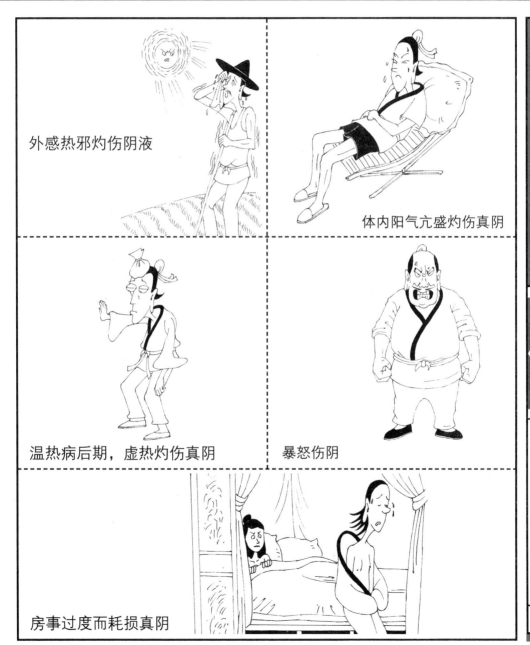

外感热邪灼伤阴液

体内阳气亢盛灼伤真阴

温热病后期，虚热灼伤真阴

暴怒伤阴

房事过度而耗损真阴

内生五邪

　　内生五邪，是指在疾病的发展过程中，由于脏腑阴阳及气血津液的生理功能失常而产生的类似于风、寒、湿、燥、火（热）外邪致病特征的病理状态。因其临床症状特点类似于六淫邪气，但病起于内，为了与外邪有所区别，故分别称为"内风""内寒""内湿""内燥""内火"，统称为内生五邪。

图解大中医漫画丛书

一本就能看懂中医基础篇

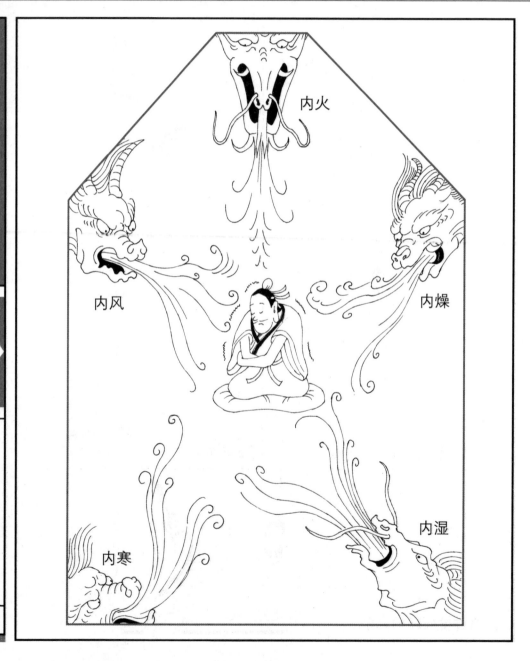

内火

内风

内燥

内寒

内湿

内风

风气内动：因体内阳气运行异常所形成的病证。人体内，如果阳热过于强盛或阴液过于亏虚而不能对阳气产生制约作用，从而导致阳气不能正常升降，从而出现一系列以身体动摇为特征的病症，如诸如手足震颤、头摇昏仆、口眼歪斜等，都称为"风"。

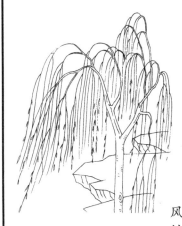

自然界的风 ——  风作用于物体最大的特性就是使物体"运动"

中医采用类比法命名

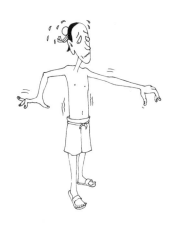

风气内动：手足震颤

中医正是类比了风的这个"动"的特性，将人体因为内在平衡失调而导致的一系列以身体动摇为特征的疾病，诸如手足震颤、头摇昏仆、口眼歪斜，半身不遂，四肢抽搐、鼻翼翕动、点头不止、肌肉跳动、肢体痉挛、目睛上吊等，都称为"风"。

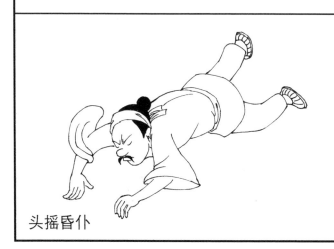

头摇昏仆

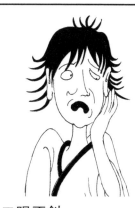

口眼歪斜

热极生风：由于体内邪热亢盛，灼伤肝筋，导致肝血濡养筋脉功能下降，同时，由于血虚不能对阳气产生制约作用，导致邪热亢盛到极致后便转化为风。

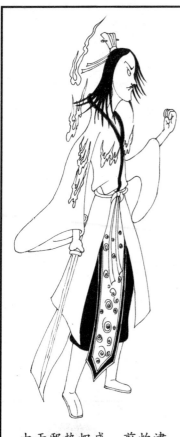

由于邪热炽盛，煎灼津液，伤及营血，燔灼肝筋，使筋脉失其柔顺之性，从而出现痉厥、四肢抽搐、目睛上吊等症状，并伴有高热、神昏、谵语等症。其主要病机是邪热亢盛，属于实性病变，多见于外感热病的极期。

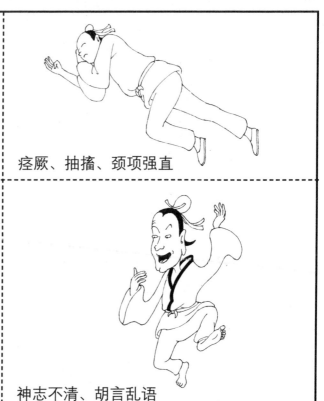

痉厥、抽搐、颈项强直

神志不清、胡言乱语

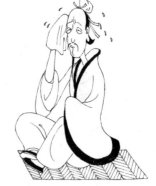

目睛上吊、伴有高热

肝阳化风：如果体内肝肾之阴过度耗损，则会导致体内阴液亏虚，以致不能束缚收敛阳气，使肝阳升降因失去制约而过于亢盛，进而转化为风。

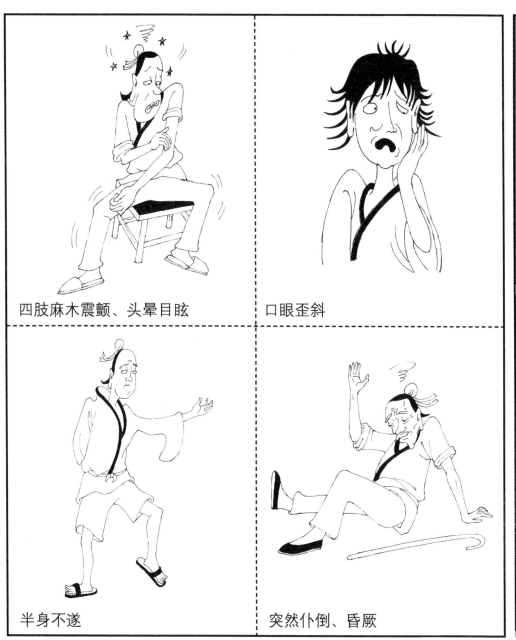

四肢麻木震颤、头晕目眩

口眼歪斜

半身不遂

突然仆倒、昏厥

阴虚风动：因大病、久病不愈或年老体衰，使体内阴液消耗过量，则筋脉失养，导致阴液亏损，对阳气失去制约作用，导致阳气亢盛而化为风。

图解大中医漫画丛书

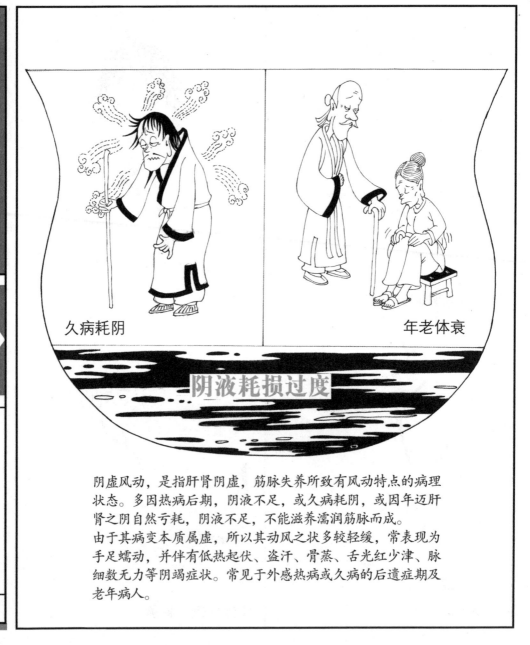

久病耗阴

年老体衰

阴液耗损过度

一本就能看懂中医基础篇

阴虚风动，是指肝肾阴虚，筋脉失养所致有风动特点的病理状态。多因热病后期，阴液不足，或久病耗阴，或因年迈肝肾之阴自然亏耗，阴液不足，不能滋养濡润筋脉而成。
由于其病变本质属虚，所以其动风之状多较轻缓，常表现为手足蠕动，并伴有低热起伏、盗汗、骨蒸、舌光红少津、脉细数无力等阴竭症状。常见于外感热病或久病的后遗症期及老年病人。

血虚生风：是指血液亏虚，筋脉失养所致有风动特点的病理状态。多因生血不足或失血过多，或久病耗伤营血，肝血不足，筋脉失养，或血不荣络所致。临床可见肢体麻木、筋肉跳动、手足震颤或拘挛不伸等症状，并兼有血虚表现。其病变本质属虚，故动风之状也较轻缓。

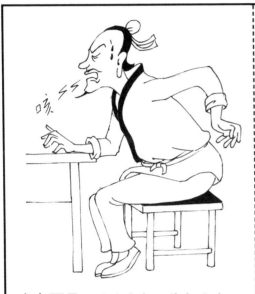

生血不足→肢体麻木、筋肉跳动

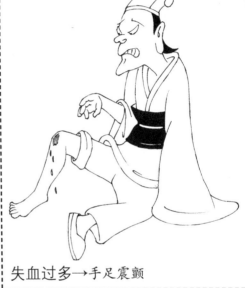

失血过多→手足震颤

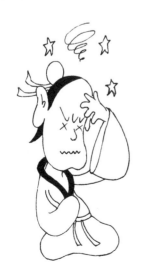

久病耗伤营血→肝血不足

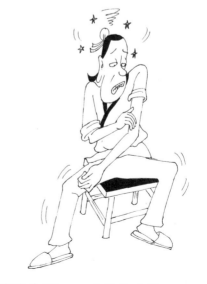

筋脉失养→四肢屈伸不利

病机学说

内寒

　　内寒又称为"寒从中生"。"中"是指人体内部的意思。人作为一种恒温动物，需要产热系统和散热系统来维持体温的恒定，当产热不足时，人体各脏器得到的能量供应就会相应地减少，从而导致各组织器官的功能衰退。

图解大中医漫画丛书

一本就能看懂中医基础篇

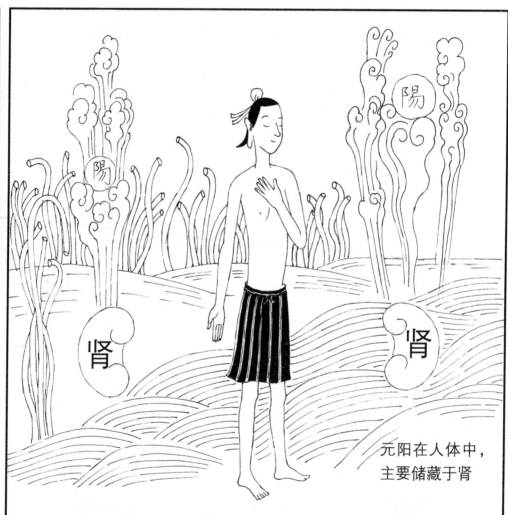

元阳在人体中，
主要储藏于肾

内寒的产生，和人体产热能力下降有关，而产热能力的高低是由人体新陈代谢的旺盛程度决定的。

元阳对人体起到温煦、运动、扩大的作用，元阳充足，则新陈代谢旺盛，元阳虚弱，则新陈代谢弱。所以元阳是否充足往往是内寒能否产生的决定性因素。

元阳在人体中主要储藏在肾，所以肾和内寒的产生就有了密切的关系。

人体内热量不足，其脏腑所得到的能量就会相应减少，与此同时，各组织器官功能也会随之衰退，进而会出现畏寒、四肢不温、筋脉拘挛、胃脘冷痛等具有寒冷特性的症状。

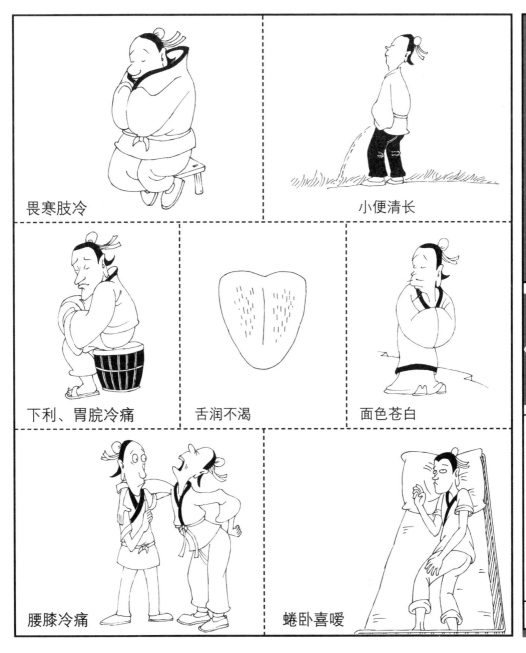

畏寒肢冷

小便清长

下利、胃脘冷痛

舌润不渴

面色苍白

腰膝冷痛

蜷卧喜嗳

图解大中医漫画丛书

病机学说

内湿

内湿又称湿浊内生。当体内湿邪滞留不去，则会导致脾肾阳气不足，无法运化水湿，水液一旦停滞，则会形成痰饮湿浊。湿浊在体内积聚过多，则会产生相应的病证。

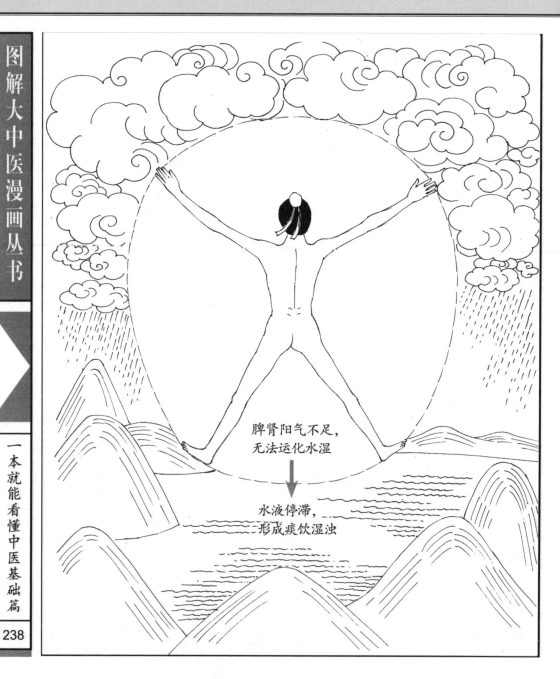

脾肾阳气不足，
无法运化水湿

水液停滞，
形成痰饮湿浊

图解大中医漫画丛书

一本就能看懂中医基础篇

水湿在体内过多积聚主要表现在两个方面：一是各组织器官中水分含量过多而出现的症状，如肢体水肿、胸水、腹水、头重而沉、大便溏泻、脘腹胀满、舌苔厚腻等；二是体内黏膜细胞分泌的黏液过多，如妇女的白带过多等。

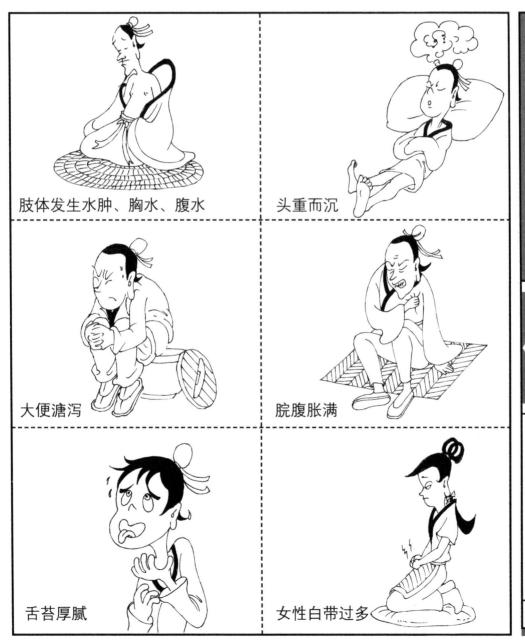

肢体发生水肿、胸水、腹水

头重而沉

大便溏泻

脘腹胀满

舌苔厚腻

女性白带过多

内燥

　　在中医上又称为"津伤化燥"。内燥产生的主要原因是体内津液过度消耗。津液的亏耗常见的原因有大汗、剧烈频繁的呕吐、腹泻不止、大量失血等，造成体内津液的亏损。

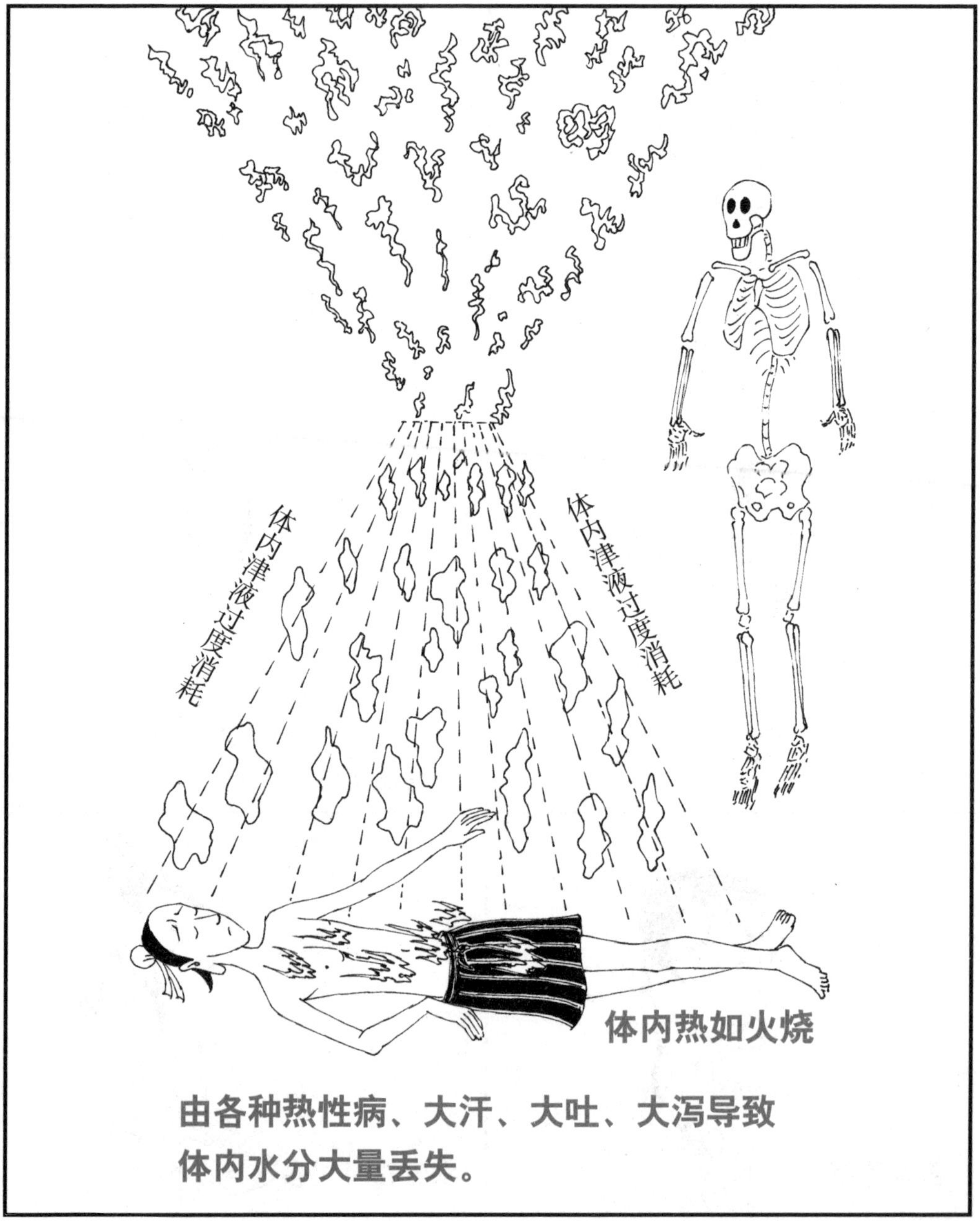

体内津液过度消耗

体内津液过度消耗

体内热如火烧

由各种热性病、大汗、大吐、大泻导致
体内水分大量丢失。

内燥的主要表现症状：以人体组织器官干燥，缺乏滋润为特征。比如，皮肤干燥无光泽，甚至皲裂、起白屑；干咳无痰、咽干咽痛甚至咯血；胃中饥饿但不欲食，舌面光红无苔如镜面；大便干结、不易解出；鼻干痛、目干涩痛等。

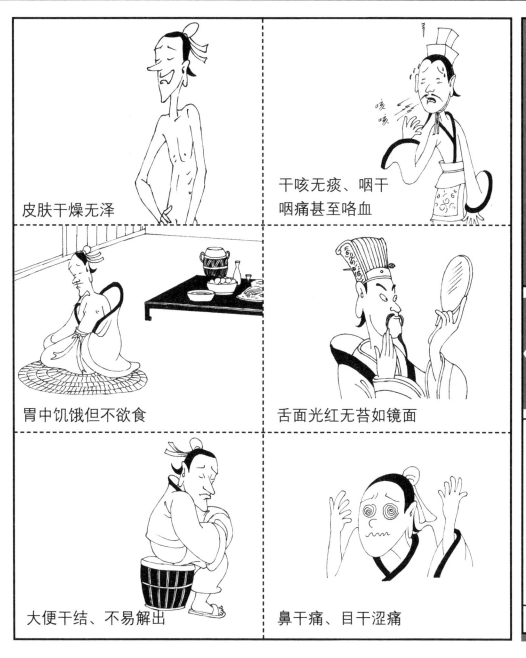

皮肤干燥无泽

干咳无痰、咽干咽痛甚至咯血

胃中饥饿但不欲食

舌面光红无苔如镜面

大便干结、不易解出

鼻干痛、目干涩痛

内火

　　内火又称火热内生，是和内寒相反的一类由于人体新陈代谢过于旺盛、产热过多所导致的疾病。产热过多，对人体而言有绝对过多和相对过多两种情况。绝对过多是指人体新陈代谢过于旺盛，导致产热量超过正常的散热能力所导致的疾病；而相对过多，则是指人体散热能力下降而导致产热相对过剩所导致的疾病。

阳气过盛化火：阳气亢盛必定灼伤消耗阴液，失去了阴液的制约作用，阳气就会热极化火。正如中医学所说"气有余便为火"。

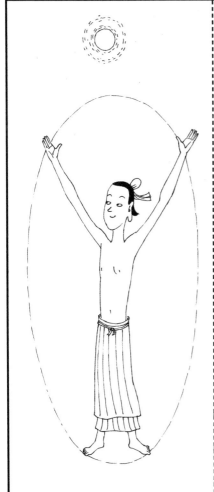

在正常情况下，人体内的阴阳两气调和，则具有养神柔筋、温煦脏腑组织的作用。

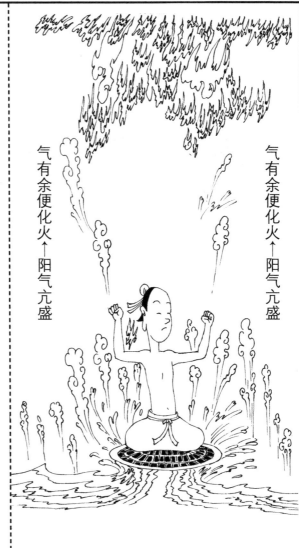

气有余便化火←阳气亢盛

气有余便化火←阳气亢盛

阳气亢盛必定灼伤消耗阴液，失去了阴液的制约作用，阳气就会热极化火。

邪郁化火：当外邪（风、寒、燥、湿、暑、温）侵入体内，会转化成内火。另外，体内一旦产生痰湿、瘀血或食积等，也会导致体内阳气郁滞，气机郁积到一定程度就会生热化火。

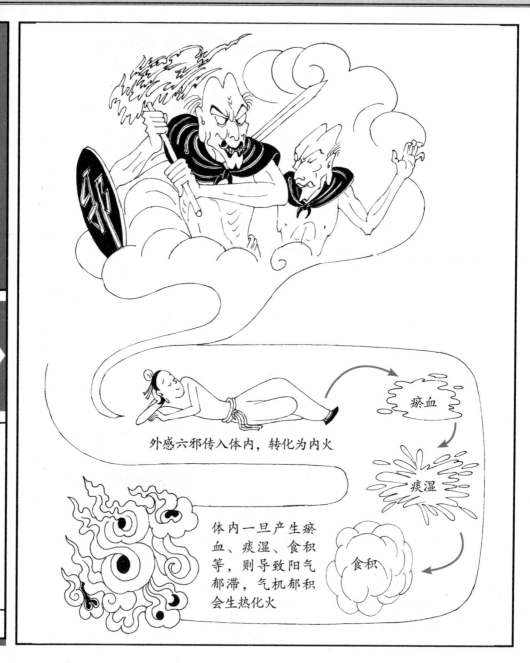

外感六邪传入体内，转化为内火

瘀血

痰湿

食积

体内一旦产生瘀血、痰湿、食积等，则导致阳气郁滞，气机郁积会生热化火

图解大中医漫画丛书

一本就能看懂中医基础篇

阴虚火旺：体内阴虚火旺往往都是由阴虚所引起。体内阴液亏损过度，导致不足，对阳气失去制约作用，导致阳气亢盛过度，从而化为虚热。

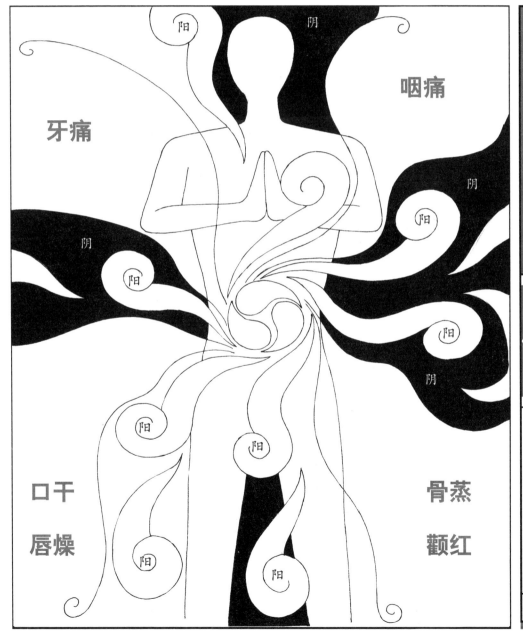

病机学说

虚热的症状表现如：牙痛、咽痛、口干唇燥、骨蒸颧红等。

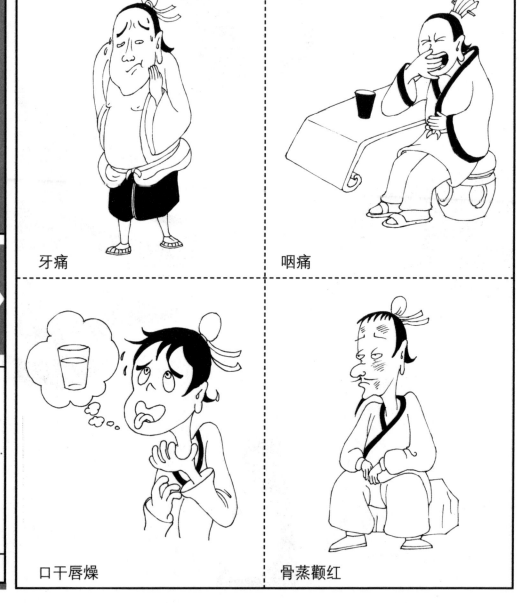

牙痛

咽痛

口干唇燥

骨蒸颧红

图解大中医漫画丛书

一本就能看懂中医基础篇